DE

L'EXPLORATION DE LA RÉTINE,

ET DES ALTÉRATIONS DE CETTE MEMBRANE

VISIBLES A L'OPHTHALMOSCOPE.

PARIS. — RIGNOUX, IMPRIMEUR DE LA FACULTÉ DE MÉDECINE,
rue Monsieur-le-Prince, 31.

DE

L'EXPLORATION DE LA RÉTINE,

ET DES

ALTÉRATIONS DE CETTE MEMBRANE

VISIBLES A L'OPHTHALMOSCOPE,

PAR

S.-J. MÉTAXAS,

Docteur en Médecine de la Faculté de Paris.

PARIS.

L. LECLERC, LIBRAIRE,

place de l'École-de-Médecine, 14.

1861

A MA PATRIE.

Les années d'exil sont longues.
France, tu ferais oublier la patrie, si un fils pouvait oublier sa mère.

DE

L'EXPLORATION DE LA RÉTINE,

ET

DES ALTÉRATIONS DE CETTE MEMBRANE

VISIBLES A L'OPHTHALMOSCOPE.

L'étude de la pathologie oculaire a fait, depuis quelques années, des progrès très-marqués. Ces progrès sont dus en grande partie à la découverte de l'ophthalmoscope. Nous avons essayé, dans ce travail, de présenter un tableau des lésions de la rétine que ce précieux instrument permet de reconnaître sur le vivant. Nous ne dissimulerons pas les nombreuses difficultés que nous avons rencontrées. En France, où nous avons fait nos études médicales, l'ophthalmoscopie est beaucoup moins cultivée qu'en Allemagne et en Angleterre. Pour rendre notre travail plus complet, nous avons visité deux fois les nombreuses cliniques et les riches musées de Londres, où M. le Dr Bader, conservateur du Musée royal et du Musée ophthalmique, a mis à notre disposition les pièces pathologiques, avec une extrême bienveillance. Nous avons également consulté les différents ouvrages publiés en Allemagne sur notre sujet, et en particulier ceux de M. Graefe.

Bien que nous ayons puisé à de si riches sources, nous ne prétendons pas avoir exposé d'une manière complète la pathologie de la rétine; nous avons voulu faire seulement une esquisse claire et fidèle.

Nous diviserons notre travail en deux parties.

Dans la première, nous décrirons rapidement l'anatomie de la rétine, dont la connaissance doit précéder celle des altérations de cette membrane; puis nous présenterons les différents moyens d'exploration.

Dans la seconde partie, nous étudierons les altérations de la rétine et de la papille du nerf optique.

PREMIÈRE PARTIE.

ANATOMIE DE LA RÉTINE.

Le nerf optique, après avoir traversé la sclérotique et la choroïde, s'épanouit sur cette dernière et constitue la rétine. Les fibres nerveuses, en rayonnant de tous côtés, pour former la membrane sensitive de l'œil, se courbent et laissent au milieu d'elles une dépression, signalée par Müller, par laquelle sortent les vaisseaux centraux de la rétine. De cette disposition, résulte une petite saillie circulaire et comme ombiliquée, c'est-à-dire présentant à son centre un enfoncement dû très-probablement à l'écartement et à la courbure des fibres nerveuses. Cette saillie et sa dépression sont désignées sous le nom de *papille du nerf optique*.

La papille est située en dedans et un peu au-dessous de l'extrémité postérieure de l'axe antéro-postérieur du globe oculaire; nous verrons plus tard combien elle est importante à reconnaître dans l'examen du fond de l'œil au moyen de l'ophthalmoscope.

La rétine se trouve placée entre la choroïde et la membrane hyaloïde.

Elle naît postérieurement du nerf optique, comme nous venons de le dire. Antérieurement elle se termine d'une manière plus complexe. Les couches les plus externes s'arrêtent à la circonférence externe ou postérieure de la zone de Zinn; la couche la plus interne, ou membrane limitante, se prolonge jusqu'au pourtour du cristallin, et, suivant quelques auteurs, jusque sur la face postérieure de l'iris, qu'elle recouvre.

La rétine est une membrane parfaitement transparente sur le vivant. Elle présente sur sa face interne, en dehors de la papille, une tache ovale, à grand diamètre dirigé transversalement, et mesurant à peu près 3 millimètres : c'est la tache jaune ou tache aveugle, *macula lutea*. Cette tache correspond au pôle postérieur de l'œil, et présente à son centre une dépression connue sous le nom de *foramen cæcum*, et due à l'absence des fibres nerveuses. Sœmmering, qui la considérait comme un trou véritable, l'a décrite sous le nom de *foramen centrale*. Cette opinion, partagée encore par quelques anatomistes, est repoussée par les autres, qui ne voient au milieu de la tache jaune qu'un amincissement produit par l'absence ou la moins grande quantité de quelques éléments constitutifs de la rétine. Si on examine cette tache sur le cadavre, on y trouve une fente qui n'est pas sur le vivant.

De la papille à cette tache, s'étend un pli, long de 4 à 5 millimètres, et qui semble le vestige du plissement qu'on observe sur la rétine des oiseaux.

Structure de la rétine. La rétine est constituée par plusieurs couches, sur le nombre desquelles les anatomistes ne sont pas tous d'accord : mais cette divergence d'opinion ne vient que de la subdivision de l'une ou de deux d'entre elles en plusieurs autres. Nous décrirons cinq couches en commençant de dehors en dedans.

α. La première couche est désignée sous le nom de *membrane de Jacob*, ou *des bâtonnets* : elle est formée par de petits corps limpides, réfléchissant fortement la lumière ; ces petits corps, serrés les uns contre les autres, seulement en contact avec la choroïde, suivant quelques auteurs, s'enfonceraient, suivant d'autres, dans les corpuscules de cette membrane. Ils sont distingués en deux espèces : les bâtonnets proprement dits et les cônes. Les bâtonnets, en plus grand nombre que les cônes, ont une forme cylindrique et une épaisseur de 2 à 3 millièmes de millimètre; leur extrémité en contact avec la choroïde est coudée. Les cônes ont la forme de petites cellules épithéliales, cylindriques, renflées vers leur milieu, et quelquefois terminées par un court bâtonnet. Ces deux espèces de corps se rencontrent en égale quantité dans toute l'étendue de la membrane de Jacob, excepté à l'origine du nerf optique, et sur la tache jaune, où ils sont peu nombreux ; ils sont aussi plus rares vers l'*ora serrata*.

β. Dans la deuxième couche, on décrit : 1° une couche granuleuse externe, constituée par des corpuscules finement granulés, noyés dans une matière amorphe semblable à la substance cérébrale grise, et dont l'épaisseur, en général de $0^{mm},055$, devient moitié moindre au niveau du pli et de la *macula lutea ;* 2° une couche intermédiaire, composée de substance amorphe, traversée par des fils très-grêles (fibres de Müller), couche épaisse sur les bords du pli central, et très-mince dans le reste de son étendue ; 3° une couche granuleuse interne, également formée de substance amorphe.

En réalité ces trois couches n'en forment qu'une seule.

γ. La troisième couche est constituée par des cellules nerveuses ou corpuscules ganglionnaires multipolaires, baignant dans une masse de matière grise finement granulée. Ces cellules, anastomosées entre elles et superposées deux ou trois fois, envoient des prolongements longs et décolorés, les uns en dedans, les autres en dehors, vers la couche nerveuse. Ces corpuscules ganglionnaires constituent une couche épaisse au bord du pli central, mais ils manquent complétement dans la tache jaune.

δ. La quatrième couche, très-épaisse et très-vasculaire dans la plus grande étendue de la rétine, est formée par des fibres nerveuses du nerf optique, qui, après avoir traversé la lame criblée, se distribuent, en rayonnant dans toutes les directions, jusqu'à l'*ora serrata*. De ces fibres, celles qui se dirigent du nerf optique vers le côté interne de la tache jaune s'écartent près de celle-ci, la contournent en formant deux faisceaux saillants qui se réunissent au delà de la tache. Le centre de celle-ci en présente à peine quelques traces. De cette absence de fibres au milieu et de la saillie des faisceaux nerveux, résulte la dépression que nous avons signalée.

ε. La cinquième couche enfin, ou membrane limitante, ou couche de substance amorphe, est la seule qui passe au devant de la papille du nerf optique, et dépasse la circonférence externe des procès ciliaires; elle s'étend jusqu'à la capsule du cristallin, où elle se termine circulairement. C'est dans son épaisseur que se distribuent les vaisseaux de la rétine, que nous étudierons plus loin. Cette couche est par sa face interne en contact avec la membrane hyaloïde : par sa face externe, elle se moule sur la quatrième couche, à laquelle elle adhère. De toutes les couches qui contribuent à former la rétine, ces deux dernières seules sont vasculaires. De l'épaisseur de la membrane limitante, partent des fibres qui traversent toute l'épaisseur de la rétine, et vont en rayonnant jusque dans la membrane de Jacob ; ces fibres, très-longues dans le pli central, ne se rencontrent pas dans la tache jaune.

Exploration de la rétine.

Jusqu'à ces derniers temps, malgré de nombreux et estimables travaux, la pathologie de la rétine n'était qu'obscurité et confusion; les lésions diverses de cette membrane, ne se traduisant que par un trouble plus ou moins profond des fonctions, lequel pouvait reconnaître des causes bien différentes les unes des autres, il était impossible de déduire de ce trouble fonctionnel la nature de l'affection pathologique qui lui donnait naissance.

La nomenclature et la classification des maladies de cette membrane se ressentaient de cette pénurie de moyens diagnostiques. Toutes les affections morbides, ou à peu près toutes, se résumaient en amaurose et amblyopie.

Ces mots étaient bons en eux-mêmes, et dans l'état où se trouvait la science à l'époque où ils étaient employés dans leur sens le plus large : ils ne préjugeaient rien en effet de la nature de la lésion, et se bornaient à signifier le trouble plus ou moins grand de la sensibilité de l'organe; aussi par cela même ils ne désignaient pas une maladie, mais simplement un symptôme, et un symptôme qui accompagne et traduit des lésions de natures bien diverses.

Mais où est le siége de l'affection pathologique? Laquelle des membranes a été primitivement atteinte? Laquelle de ses parties constituantes est altérée? Quel traitement la logique indique-t-elle d'instituer? Quel espoir peut-on conserver relativement aux fonctions de l'œil? Toutes ces questions ne pouvaient recevoir que des réponses peu satisfaisantes.

Tel amaurotique pouvait recouvrer la vue, et tel autre l'avait perdue à tout jamais. Le nom d'*amaurose* signifiait si peu pour un esprit curieux et sévère, qu'un auteur allemand, Walther, avait écrit: l'amaurose est un état dans lequel le malade ne voit rien, pas plus que le chirurgien. Nous n'accepterons certes pas cette boutade comme une définition, mais nous la citons pour montrer dans quel vague se trouvait la science, faute de signes diagnostiques suffisants.

De nos jours la séméiotique s'est enrichie de précieux moyens, à l'aide desquels on peut interroger directement la rétine, et obtenir une réponse à peu près certaine. Nous en décrirons trois : l'ophthalmoscope, les phosphènes, et la bougie.

De l'ophthalmoscope.

Si bien éclairée que soit la pupille, elle nous paraît toujours noire, et l'obscurité du fond de l'organe est complétement impénétrable à notre regard.

La première condition à remplir, lorsqu'on recherche un moyen d'éclairer le fond de l'œil, c'est de se rendre un compte exact des causes de cette obscurité.

Les physiologistes avaient donné des explications diverses de ce phénomène. Les uns pensaient que l'obscurité du fond de l'œil, par rapport au monde extérieur, empêchait l'observateur de voir les rayons lumineux réfléchis; d'autres, que cette obscurité était due à la plus ou moins grande quantité de pigment et à sa couleur foncée; d'autres, que c'était au resserrement de la pupille pendant le passage des rayons lumineux. Aucune de ces explications n'était satisfaisante.

Quelques années avant la découverte de M. Helmholtz, M. Brücke avait observé qu'on peut faire miroiter l'œil humain en dirigeant son regard parallèlement aux rayons lumineux qui frappent l'organe visuel d'un individu soumis à l'examen : il imagina donc de placer devant une lampe un écran qui lui permît de diriger son regard vers l'œil observé, tout en étant lui-même placé derrière la flamme. Il vit alors la pupille devenir brillante.

A la même époque, plusieurs observateurs arrivaient au même résultat.

De son côté, M. d'Erlach avait déjà remarqué que les yeux d'un de ses amis lui semblaient luire, lorsqu'il était lui-même placé en face d'une lampe, de manière à pouvoir regarder l'œil de son ami au travers de l'image spéculaire de la lampe qui se formait sur ses propres lunettes (Mackenzie).

Ces faits étaient fort intéressants, et devaient faciliter l'explication de l'obscurité de la pupille : il fallait les interpéter. M. Helmholtz, professeur de physiologie à Heidelberg, eut cette gloire, et tout naturellement fut conduit à la découverte de l'ophthalmoscope. Il démontra que la coloration noire de la pupille est due aux propriétés réfringentes des milieux de l'œil. Supposons, dit-il, que l'œil qu'on explore regarde un point lumineux situé à une courte distance. Les rayons projetés dans l'œil par ce point lumineux iront se rencontrer dans un point de la rétine : réfléchis à leur tour par cette membrane, ils sortiront au dehors de l'organe; mais, passant par les mêmes milieux qu'ils avaient traversés en entrant, ils y subiront la même réfraction, et, par conséquent, iront se rencontrer au niveau du point lumineux d'où ils étaient partis, et y formeront l'image rétinienne.

M. Helmholtz en conclut que, pour que nous puissions voir la rétine d'un individu, il faut que celui-ci regarde attentivement notre propre œil, lequel servira de point lumineux; mais la lumière que l'œil de l'observateur peut projeter est insuffisante à éclairer le fond de l'œil observé; en voulant regarder le fond du globe oculaire, nous interceptons la lumière par l'interposition de notre tête, et la pupille explorée, étant dans l'ombre, nous paraît naturellement noire.

L'explication de ce phénomène fut féconde : M. Helmholtz, passant de la théorie à la pratique, inventa bientôt un instrument auquel il donna le nom d'*ophthalmoscope*, et à l'aide duquel il put regarder le fond de l'œil en suivant la direction des rayons incidents, sans interposer la tête entre le point lumineux et l'organe soumis à l'observation.

Voici la description de cet instrument :

Il consiste en un petit cube métallique, noirci à son intérieur; l'une de ses extrémités, obliquement coupée, supporte, sous un angle de 58 degrés, trois lames rectangulaires, et à surfaces parallèles de verre transparent; l'autre extrémité est munie d'un diaphragme disposé de façon à recevoir des verres concaves ou convexes. Un manche adapté à l'instrument permet de le manier avec facilité.

Lorsqu'on veut l'appliquer à l'éclairage de l'œil, on dirige les lames de verre sur un point lumineux, par exemple, une lampe placée à côté du sujet qu'on examine, et dans le même plan horizontal que l'œil observé. Ces rayons lumineux incidents seront réfléchis du verre dans l'œil : ils en sortiront, traverseront le verre et viendront, suivant la direction de l'œil de l'observateur, jusque vers l'autre extrémité de l'appareil, c'est-à-dire celle que l'on aura munie de verres concaves ou convexes, selon qu'on aura voulu voir l'image rétinienne droite ou renversée.

Cet instrument, on le voit, est assez simple; le maniement, après quelques essais, en devient facile. On est presque tenté de s'étonner qu'il ait fallu tant de temps pour arriver à sa découverte. Cet instrument, si simple, a cependant déterminé un rapide progrès dans une branche fort importante de la chirurgie, et par suite constitué un bienfait pour l'humanité. M. Helmholtz a opéré dans l'oculistique une sorte de révolution analogue à celle produite par les immortels travaux de Laënnec dans la pathologie des organes de la respiration et de la circulation.

L'amaurose et l'amblyopie se trouvent réduites à leur valeur, celle de symptômes, mais de symptômes précieux : la cause de cette modification fonctionnelle, on la trouve dans une lésion soit de l'appareil cristallinien, soit d'une des membranes internes de l'œil, soit en dehors de cet organe ; on peut préciser avec une étonnante exactitude l'état pathologique de telle ou telle partie constituante de la membrane lésée ; on suit pas à pas la marche, on voit les phases diverses de l'affection. En un mot, l'ophthalmoscope fait reconnaître l'état anatomo-pathologique sur le vivant.

Le pronostic et le traitement sont en conséquence beaucoup plus certains qu'auparavant.

La suite de ce travail montrera, du reste, les avantages qu'on a retirés de cette découverte.

Tout en appréciant ces avantages, nous ne professons pas cependant pour l'ophthalmoscope un enthousiasme aveugle ; nous avons constaté son impuissance dans nombre de cas, et nous la signalerons chaque fois que l'occasion s'en présentera. Mais la découverte est de date récente, et n'est-ce pas un gage rassurant pour l'avenir que l'activité avec laquelle les recherches ophthalmoscopiques sont poursuivies aujourd'hui ? Des chirurgiens des hôpitaux, des agrégés de la Faculté, viennent féconder cette partie des connaissances chirurgicales de leurs intelligentes et patientes investigations : MM. Follin, Foucher et Cusco, demandent à l'ophthalmoscope tout ce qu'il peut dire ; de nombreux élèves ont suivi les leçons de M. Follin à la clinique de la Charité et à l'hôpital Necker, celles de M. Cusco à la Salpêtrière ; guidés par ces maîtres aussi bienveillants que distingués, ils ne seront pas la pierre où le bon grain n'aura pu germer.

M. Helmholtz donna à son appareil, avons-nous dit, le nom d'*ophthalmoscope*, mot dérivé du grec, et composé de ὀφθαλμὸς, œil, et σκοπέυειν, ajuster, viser. D'après son étymologie, la signification du mot nous semble trop vague, trop étendue; le mot ὀφθαλμὸς désigne l'œil, mais l'œil tout entier, et l'instrument de M. Helmholtz est spécialement destiné à l'examen des membranes internes de cet organe; lorsque l'on veut observer la cornée ou le cristallin, on a habituellement recours à l'éclairage oblique. Pour que le nom de l'instrument représentât d'une manière précise sa destination, il faudrait faire entrer dans sa composition le mot *fond*. Le terme *ophthalmobathoscope* (de ὀφθαλμὸς, œil, βάθος, fond, σκοπέυω, je regarde) serait peut-être plus précis et aurait l'avantage de comporter sa définition; mais le terme employé par M. Helmholtz est populaire aujourd'hui, et nous ne voudrions pas proposer un nom différent de celui que l'inventeur a appliqué à son appareil.

Depuis la découverte de M. Helmholtz, des modifications ont été apportées à l'ophthalmoscope, mais le principe de l'inventeur subsiste toujours, et c'est seulement dans les détails que les changements ont été faits. Aujourd'hui donc on compte un grand nombre de ces instruments; ce serait dépasser les limites de ce travail que de les décrire tous, nous les nommerons seulement, et renverrons le lecteur à la 4e édition de Mackenzie, où ils sont décrits avec beaucoup de soin et de clarté par M. Richard Liebreich, de Berlin.

M. Richard Liebreich, d'après Zehender, divise tous les ophthalmoscopes en deux catégories, celle des homocentriques et celle des hétérocentriques.

Les premiers ne sont que de simples miroirs concaves; tels sont ceux de MM. Ruete, Jæger, Stellwag, Ulrich jeune, Hosner, Liebreich, Follin, Anagnostakis, Desmarres, Cusco, Castorani, G. de Grandmont.

Les seconds sont des réflecteurs où la lumière, avant d'être réfléchie, doit traverser des surfaces à centres de courbures différentes; tels sont les appareils de MM. Coccius, Epkens, Donders, Zehender.

La plupart de ces appareils ne diffèrent entre eux que par des modifications de peu d'importance.

Le plus grand nombre sont tenus librement par la main de l'observateur; ce sont les ophthalmoscopes à la main.

Quelques-uns sont disposés de façon à établir entre leurs diverses parties un rapport fixe, et sont eux-mêmes adhérents à une table; ce sont les ophthalmoscopes fixes.

Il est deux de ces derniers appareils avec le maniement desquels je suis plus particulièrement familier, ce sont ceux de M. Liebreich et de M. Follin; tous les deux sont parfaitement établis, et présentent une grande utilité, surtout aux novices dans l'art de l'oculistique. Je préfère toutefois celui de M. Follin; ce n'est pas que la vue soit plus nette à l'aide de celui-ci qu'à l'aide de celui de M. Liebreich, mais, ayant les mêmes avantages, il a en outre celui d'être d'un maniement plus facile. Il est, en effet, muni de vis qui permettent d'élever ou d'abaisser, d'éloigner ou de rapprocher, à volonté, le cylindre fixé sur une tige verticale. Ces divers mouvements s'exécutent avec une grande précision et une extrême facilité. Il a un autre avantage sur celui de M. Liebreich : fixé à une articulation coudée, l'instrument peut prendre la direction oblique qu'on veut lui donner, et permet ainsi d'examiner la partie la plus externe de la rétine, l'*ora serrata*.

Enfin, et cette condition constitue principalement sa supériorité, il permet de voir à volonté l'image droite ou renversée, et cela sans aucune difficulté. En effet, si les rayons lumineux d'une lampe sont d'abord reçus sur le miroir et réfléchis dans l'œil observé, au-devant duquel est placée la lentille biconvexe, on obtient l'image renversée; veut-on avoir l'image droite, il suffit de diriger l'appareil vers la lampe, de telle sorte que les rayons lumineux suivent un chemin inverse, c'est-à-dire qu'ils traversent d'abord la lentille avant de venir frapper le miroir qui les réfléchit dans l'œil du malade; derrière le miroir on place une lentille biconcave, et on obtient l'image droite.

Ce précieux appareil, à l'aide duquel le regard peut saisir d'une manière exacte les moindres altérations des membranes internes de l'œil, a l'inconvénient d'être d'un prix élevé. D'un autre côté, la complication de ses parties nécessite une certaine habitude chez l'observateur.

L'instrument de M. Liebreich a du reste les mêmes inconvénients.

Toutefois l'ophthalmoscope de M. Follin, manié par des personnes qui en ont l'habitude, permet un examen aussi rapide que ceux à la main; en outre il nous semble indispensable dans les démonstrations cliniques faites aux élèves qui commencent cette étude.

Quant aux ophthalmoscopes à la main, ils se ressemblent tous, à peu près. Ils se composent d'un miroir concave, de verre ou de métal, d'un diamètre de 4 à 5 centimètres, d'une distance focale de 12 à 16 centimètres; ils sont percés d'un ou de deux trous, par lesquels pénètre le regard de l'observateur, et sont fixés à un manche qui en rend l'usage plus facile.

Choix d'un ophthalmoscope.

J'ai essayé le plus grand nombre des instruments destinés à l'examen du fond de l'œil, et j'en ai acquis une certaine habitude. Tous m'ont permis de voir d'une manière très-nette les membranes internes; on doit cependant donner la préférence à ceux qui permettent de fixer la tête du sujet à l'aide d'une sous-mentonnière, et impriment au regard une direction invariable, en lui assignant pour but une boule mobile que le chirurgien ne déplace qu'à sa volonté. Ils permettent d'examiner successivement toute la surface de la rétine, et de faire mieux voir aux commençants l'état physiologique du fond de l'œil, qui, pour eux, n'est certes pas facile à distinguer à l'aide de l'ophthalmoscope à la main. Je ne crains pas d'avouer que j'ai examiné des yeux pendant trois mois sans avoir pu découvrir la papille : je n'étais dirigé par personne au commencement de mes études ophthalmoscopiques, et je ne voyais dans l'œil littéralement que du feu ; plus tard je distinguai l'image du miroir, que je pris pour la papille. Enfin, en examinant un amaurotique, je reconnus mon erreur, et je distinguai nettement la papille du nerf optique, que j'ai toujours trouvée depuis dans les cas où elle peut être aperçue. Beaucoup de mes collègues m'ont avoué avoir éprouvé les mêmes difficultés au début de leurs études ophthalmoscopiques.

L'appareil de M. Follin facilite donc beaucoup ces débuts ; il permet aussi de mesurer et de dessiner avec beaucoup d'exactitude, comme on le verra par les planches jointes à ce travail, le fond de l'œil, soit à l'état physiologique, soit à l'état pathologique ; c'est pourquoi nous le recommandons aux personnes qui peuvent se le procurer.

De tous les ophthalmoscopes portatifs, celui que je trouve le meilleur est celui avec lequel on est le plus familier. Depuis quatre ans je me sers de celui de mon ami, M. le Dr Anagnostakis, et je puis distinguer toutes les particularités que me montrerait le plus compliqué des appareils. Du reste, lorsqu'on a acquis une certaine habitude, on peut se servir de quelque ophthalmoscope que ce soit, et observer sans aucune difficulté le fond de l'œil.

De quelle manière doit-on se servir de l'ophthalmoscope ? Avant de résoudre cette question, nous dirons quelques mots des modifications que subissent les rayons lumineux, suivant qu'on examine avec le miroir seul ou qu'on y ajoute une lentille, soit biconcave ou biconvexe.

Examen de l'œil à l'aide du miroir seul.

Pour pratiquer cet examen, l'observateur se place devant le sujet de telle manière que les deux fronts se touchent presque ; puis, à l'aide du miroir, il projette dans l'œil observé les rayons lumineux d'une lampe placée auprès du malade. S'il regarde alors au travers de son ophthalmoscope, il aperçoit le fond de l'œil d'une manière confuse ; mais en tâtonnant, et en faisant subir à son instrument divers mouvements, il finit par rencontrer la papille énormément grossie. Ce point de repère étant reconnu, il peut facilement explorer toute la surface rétinienne, en faisant varier la position de l'œil du sujet. Ce moyen d'exploration donne une image droite ; mais il est très-fatigant et pour le malade et pour le chirurgien, qui est obligé de faire de grands efforts d'accommodation de son œil. Aussi emploie-t-on ordinairement des lentilles biconcaves ou biconvexes.

Examen de l'œil à l'aide du miroir et d'une lentille biconvexe.

Ce procédé est aussi appelé *procédé de l'image renversée ;* il s'exécute en plaçant devant l'œil, préalablement éclairé par le miroir, une lentille biconvexe n° 1 $^3/_4$. Cette lentille est tenue entre l'index et le pouce, à une distance de 1 à 3 centimètres au-devant de l'œil, et de telle manière qu'elle soit traversée par les rayons d'incidence. Le médius peut servir à maintenir relevée la paupière supérieure, si le sujet éprouvait de la difficulté à tenir l'œil ouvert ; des deux autres doigts libres, on communique à la tête les divers mouvements utiles à l'examen. Le chirurgien voit d'abord la flamme de la lampe renversée : puis, en tâtonnant, il reconnaît la papille du nerf optique, les vaisseaux qui en émanent, et toute la surface rétinienne. L'image obtenue est renversée, très-petite, mais très-nette ; on peut l'agrandir en plaçant devant l'œil de l'observateur une autre lentille biconvexe qui servira de loupe.

Examen de l'œil à l'aide du miroir et d'une lentille biconcave.

Ce procédé est celui de l'image droite. Pour obtenir cette image, on place derrière le miroir une lentille biconcave d'un foyer en rapport avec l'état de myopie ou de presbytie de l'observateur. Quelques ophthalmoscopes sont, dans ce but, munis d'une fourchette en anneau, placée derrière le miroir et disposée pour recevoir la lentille biconcave; on voit alors la papille du nerf optique droite, mais tellement grossie, qu'il faut de l'habitude pour la reconnaître et poursuivre l'examen du fond de l'œil.

De cette courte description on doit conclure que l'usage de la lentille est d'une grande utilité, puisque, par elle, le chirurgien évite les efforts d'accommodation de l'œil, et qu'elle épargne au malade beaucoup de fatigue; que le procédé de l'image renversée donne une image beaucoup plus nette que celui de l'image droite; que, si toutefois le diagnostic d'une affection du fond de l'œil inspire quelques doutes au chirurgien, on doit avoir recours à la lentille biconcave, et interroger le procédé de l'image droite, qui donne les plus minutieux détails.

Le malade est quelquefois tellement sensible à l'action des rayons lumineux réfléchis par le miroir, que l'examen lui est insupportable. Dans ce cas, M. Follin conseille de placer devant l'œil observé un verre bleu; les rayons passant au travers sont facilement supportés, et l'examen devient facile.

Manière de se servir de l'ophthalmoscope.

Dans mes premiers essais d'ophthalmoscopie, j'ai rencontré beaucoup de difficultés; je crois donc devoir insister sur les conditions dans lesquelles doit se pratiquer l'examen du fond de l'œil. Celles qui sont exposées plus loin me paraissent indispensables pour les commençants; ce n'est qu'après avoir acquis une assez grande habitude qu'on peut négliger quelques-unes d'entre elles.

On doit se tenir dans un lieu obscur, afin d'éviter que la lumière solaire ne vienne nuire à l'éclairage artificiel.

Le malade est assis près d'une table et vis-à-vis du chirurgien; sur cette table est placée une bonne lampe dont la flamme doit être assez forte, et l'on préférera une lampe à ressort qu'on puisse élever ou abaisser à volonté. La flamme de la lampe doit se trouver dans le même plan horizontal que l'œil observé, et un peu en arrière de la tête du sujet, pour qu'aucun rayon ne vienne directement éclairer l'œil qu'on examine ; elle doit être également du côté de ce dernier. Le chirurgien se place sur un siége un peu plus élevé que celui du sujet, c'est-à-dire de telle sorte que son œil soit sur un plan un peu supérieur à celui de l'œil observé.

Cela fait, l'observateur saisit de la main droite son ophthalmoscope, dont il appuie la partie supérieure contre le pourtour de l'arcade orbitaire pour le mieux fixer ; regardant alors par le trou central, il dispose l'instrument de telle manière que les rayons lumineux de la lampe, reçus par le miroir, soient réfléchis dans l'œil observé et rendent la pupille lumineuse. Quelquefois on éprouve une certaine difficulté à projeter ces rayons vers le champ pupillaire ; avec de la patience on y arrive toujours, et au bout d'un certain temps, on acquiert une habitude suffisante pour éviter les tâtonnements.

Nous avons vu que la papille du nerf optique se trouve en dedans et un peu au-dessous du pôle postérieur du globe oculaire. Pour l'apercevoir tout d'abord, il faut donc engager le sujet à diriger son regard en dedans et un peu en haut : celui-ci fixera son regard sur l'oreille droite du chirurgien, si c'est l'œil droit qui est examiné ; sur l'oreille gauche, si c'est l'œil gauche. La position plus élevée de l'observateur, que nous avons recommandée, forcera le sujet à diriger son regard un peu en haut.

On pourra alors apercevoir directement la papille, et nous avons déjà dit de quelle importance il était de la trouver tout d'abord, puisque ce petit disque sert de point de repère dans l'inspection de la membrane rétinienne.

Ces conditions, indispensables pour les commençants, sont utiles aux personnes les plus habituées au maniement de l'ophthalmoscope. Mais à celles-ci elles ne sont pas toutes nécessaires : ainsi on peut à la rigueur examiner un malade dans une chambre non complétement obscure ; on peut placer la lampe à l'un des côtés du malade, et, sans la changer de place, examiner les deux yeux. On peut aussi examiner la rétine à la lumière solaire : on place le malade le dos tourné à la fenêtre ; on reçoit les rayons sur le miroir, qui les projette dans l'œil du sujet. Ce mode d'éclairage est moins parfait que celui de la lampe. D'ailleurs jamais, je pense, il ne faut négliger un moyen qui rend le travail plus facile.

Il est dans l'examen de l'œil une condition sur la nécessité de laquelle tous les chirurgiens ne sont pas d'accord : celle de la dilatation artificielle de la pupille. Tous, il est vrai, pensent qu'elle doit précéder cet examen, si l'on veut montrer à des commençants le fond de l'œil ; mais quelques-uns soutiennent qu'elle ne doit pas être pratiquée par l'oculiste expérimenté, qui, au travers de la pupille normale, apercevra un champ assez étendu pour son observation. D'autres veulent que dans tous les cas on dilate la pupille ; je partage cette opinion. Dans cette dernière condition, en effet, on peut voir tout le fond de l'œil d'une manière nette ; suivre les vaisseaux dans une plus vaste étendue. Si, au contraire, on ne dilate pas la pupille, il arrive souvent que celle-ci, se contractant sous l'action des rayons réfléchis par le miroir, ne laisse voir à l'observateur qu'une petite étendue tout à fait insuffisante à ses recherches.

D'ailleurs quel inconvénient peut avoir la dilatation artificielle ? On lui reproche, il est vrai, d'avoir une durée trop longue, et de nuire à l'accommodation de l'œil ; mais M. Follin évite ces deux résultats, peu graves en vérité, en se servant d'une solution de 0 gr. 01 de sulfate d'atropine pour 30 grammes d'eau.

Les conditions que nous avons indiquées étant remplies, si on ne se sert que du miroir, on aperçoit, en éclairant parfaitement le champ pupillaire, le fond de l'œil d'une couleur rouge ou rosée. On ne distingue d'abord rien autre chose. Si on s'approche de l'œil, on ne tarde pas à reconnaître la papille et les vaisseaux qui en émanent, mais d'une manière confuse, bien qu'énormément grossie.

Tel est, d'une manière sommaire, l'historique de l'ophthalmoscope ; telles sont les conditions dans lesquelles on doit se placer pour appliquer cet instrument à l'examen du fond de l'œil.

On comprend facilement que la connaissance de l'état sain des membranes internes doit précéder l'étude des affections morbides dont elles peuvent être atteintes. De même qu'il serait impossible de se faire une idée des maladies du cœur, si l'on ignorait complétement les fonctions physiologiques de cet organe; de même qu'il serait inutile d'écouter les bruits qui se produisent dans la poitrine d'un malade, si l'on n'avait une connaissance assez complète des bruits normaux et des causes auxquelles ils sont dus : de même l'examen du fond de l'œil, à l'état pathologique, ne serait qu'une lettre morte, si nous n'avions une idée nette, claire, précise, de l'état normal des membranes de cet organe.

Nous allons donc décrire, l'ophthalmoscope à la main, l'état physiologique de la rétine, et nous aurons soin d'indiquer les anomalies qu'on y rencontre quelquefois.

Description de la rétine à l'ophthalmoscope.

La papille, avons-nous dit, est le point de repère que doit chercher le chirurgien : à un œil exercé, elle se présente dès que le fond de l'œil est éclairé. Si cependant on ne l'aperçoit pas dès le début de l'examen, on voit ordinairement un des vaisseaux qui en émanent; il suffit donc de le suivre jusqu'à son origine pour arriver à découvrir l'extrémité antérieure du nerf optique, d'où nous avons vu naître les vaisseaux. Pour cela, on porte la lentille en haut ou en bas, à droite ou à gauche, en suivant la direction du vaisseau qu'on a découvert, et l'on arrive à la papille.

Celle-ci quelquefois ne se trouve pas à sa place habituelle : pour la découvrir, il faut alors éclairer l'œil en projetant les rayons lumineux de haut en bas. J'ai reconnu une anomalie de ce genre à l'hôpital Necker, chez un amaurotique atteint d'une choroïdite très-intense, dont l'observation a été rapportée par M. Follin, dans le service duquel était le malade. Carion dit que ce déplacement de la papille se rencontre tantôt dans les deux yeux, tantôt dans un seul : dans ces cas, tous les rapports sont changés pour le malade qui devient strabique (Carion, p. 550).

Nous avons dit que sur le cadavre la papille du nerf optique, située en dedans et un peu au-dessous du pôle postérieur de l'œil, avait un diamètre de 2 millim. à 2 millim. et demi, sur le vivant; l'ophthalmoscope nous la montre beaucoup plus grande, et mesurant de 5 à 7 millimètres de diamètre. Plusieurs ophthalmologistes prétendent qu'elle paraît plus grande chez les presbytes que chez les myopes; je ne puis admettre la presbytie comme cause des dimensions plus grandes de la papille; j'ai, en effet, examiné un certain nombre de personnes dont la papille paraissait plus grande qu'à l'ordinaire, et je me suis assuré que ces personnes possédaient une vue moyenne.

La papille est généralement ronde. Plusieurs auteurs lui attribuent une forme ovoïde; mais cette forme ne se rencontre qu'exceptionnellement. Pendant deux années de séjour dans un vaste hôpital, à Bicêtre, j'ai pu rencontrer toutes les maladies de l'œil et leurs variétés; j'ai examiné des papilles par centaines : toujours je les ai vues rondes. On pourrait objecter que je n'ai trouvé dans cet asile de la vieillesse que de vieilles papilles : mais depuis, dans plusieurs dispensaires, où j'ai examiné des personnes de tout âge, j'ai presque constamment retrouvé cette forme. Je dis presque constamment, parce que souvent j'ai reconnu la forme ovoïde; mais alors les sujets étaient atteints de myopie.

La papille se présente donc à l'ophthalmoscope en général sous la forme ronde, et sous une couleur d'un blanc brillant. Si on l'examine attentivement, au bout de quelques instants, on y distingue trois cercles concentriques : le cercle externe ou limitant circonscrit la papille tout entière; le cercle interne ou central circonscrit l'origine des vaisseaux rétiniens; le cercle intermédiaire ou moyen se trouve entre les deux précédents. Ces trois cercles se distinguent par leur différence de coloration. Celle du cercle limitant est d'un blanc clair : d'après M. Liebreich, elle est due à des rayons lumineux réfléchis par la tunique du nerf optique, alors que celle-ci abandonne le nerf pour se continuer avec la sclérotique; plus la choroïde empiète sur cette tunique, plus le cercle limitant devient étroit.

Le cercle intermédiaire présente une coloration brunâtre qui lui est communiquée par les fibres nerveuses proprement dites.

Le cercle central est, comme le premier, blanc et brillant. Mackenzie pense que cette couleur est produite par la lame criblée, dont les petites mailles grises sont, dit-il, formées par des faisceaux nerveux qui perdent à cette place les contours obscurs qui leur sont habituels.

Assez souvent on rencontre, autour de la papille, surtout à son côté externe, un demi-cercle noir : ce demi-cercle, qui, du reste, se voit à l'état physiologique, est dû à l'abondance du pigment qui revêt en cet endroit la choroïde.

Pour bien observer ce que nous venons de décrire, il faut pratiquer l'examen dans une chambre obscure, qui permette de bien éclairer la surface rétinienne.

Nous avons insisté, en décrivant l'anatomie de la rétine, sur la disposition qu'ont fait connaître les recherches microscopiques de M. Müller. Nous avons dit que les fibres nerveuses, en rayonnant pour aller constituer la rétine, se recourbaient en formant une petite saillie circulaire : sur cette saillie se rencontre le cercle externe et l'intermédiaire.

Nous avons vu que de l'écartement de ces fibres résultait une dépression centrale; cette dépression, d'où sortent les vaisseaux, c'est le cercle interne.

Les vaisseaux rétiniens apparaissent sur la papille sous forme de stries rougeâtres se ramifiant dans la membrane rétinienne suivant différentes directions. On les distingue en deux ordres, les artères et les veines. Chacun d'eux a pour origine un tronc unique, l'artère centrale de la rétine pour les premières, et la veine centrale de la rétine pour les secondes.

Le point d'origine des vaisseaux n'est pas constant : tantôt ils émergent du milieu de la papille, tantôt de la périphérie; le plus ordinairement cependant on les voit naître en dedans du centre de la papille.

Le mode de division n'est pas le même pour la veine et pour l'artère.

Celle-ci, après avoir traversé la lame criblée, se dirige en avant, jusqu'à la surface papillaire; là elle se divise en deux branches qui se rendent l'une vers le haut, l'autre vers le bas de la papille; mais, avant d'arriver au cercle limitant, ces deux branches se divisent chacune en deux autres, desquelles naissent des rameaux collatéraux, qui vont se perdre dans la rétine.

La veine centrale de la rétine suit la même direction que l'artère, mais elle ne se divise pas sur la périphérie de la papille; sa division a eu lieu dans la profondeur même du nerf optique, assez loin de l'extrémité antérieure de ce nerf. De cette disposition, il résulte que l'angle formé par la division de l'artère est plus obtus que l'angle de division de la veine. Nous insistons sur ce point d'anatomie que nous verrons jouer un rôle important dans l'enfoncement de la papille (voir *Pathologie de la papille*).

Les vaisseaux que nous avons décrits naissant en dedans du centre papillaire, et se dirigeant en haut et en bas, la surface de la papille se trouve partagée par eux en deux parties, l'une externe plus grande, l'autre interne plus petite; ces deux parties sont sillonnées, la première par quatre ou cinq petits vaisseaux papillaires, quelquefois plus, qui lui donnent une teinte rosée; la seconde, par un ou deux seulement, lesquels ont une direction horizontale; cette dernière portion de la papille est claire et n'a pas une teinte aussi colorée que la première; cela s'explique par sa moins grande vascularité.

Aucun des détails d'ophthalmoscopie que nous présentons ne doit être négligé ; nous verrons que l'absence de ces vaisseaux papillaires est un des signes de la compression ou de l'atrophie du nerf optique.

Pour terminer ce qui a rapport au système vasculaire de la rétine, disons que les artères se distinguent parfaitement des veines par leur diamètre beaucoup plus petit et leur coloration d'un rouge clair, rutilant, tandis que celle des veines est foncée. (L'examen a été fait à l'aide de l'ophthalmoscope à la main.)

La rétine de l'homme vivant, de même que celle des animaux récemment tués, est parfaitement transparente ; quelque temps après la mort, elle prend une coloration blanchâtre, et cesse d'être translucide : cette modification dans ses propriétés est due à l'altération cadavérique ; mais toujours sur l'homme vivant et dans les conditions physiologiques, la rétine est transparente. Cette transparence même en rendrait l'examen impossible à l'ophthalmoscope, si les vaisseaux rétiniens faisaient défaut ; c'est à leur présence qu'on doit de pouvoir explorer la membrane interne de l'œil d'une manière plus ou moins exacte à l'état physiologique et à l'état pathologique.

Nous disons d'une manière plus ou moins exacte ; nous verrons en effet qu'il est certaines affections de la rétine qui échappent à l'instrument de M. Helmholtz, et dont par conséquent le diagnostic sur le vivant est impossible ; après la mort, le microscope dénonce l'impuissance, dans plusieurs cas, de l'appareil, cependant si précieux, du physiologiste de Heidelberg.

La couleur de la rétine ne se présente pas toujours la même sous l'amphiblistroscope (examen de la rétine) ; elle varie selon que le sujet examiné est brun ou blond. Chez les bruns, la membrane sensitive a une coloration opaline due à la plus ou moins grande quantité de pigment ; chez les blonds, elle présente une teinte plus ou moins rouge.

Comment se fait-il que cette membrane, à laquelle nous avons attribué une complète transparence, se montre tantôt rouge, tantôt opaline?

L'explication de ce phénomène a été ainsi donnée par M. Liebreich : « Toutes les membranes de l'œil contribuent à donner une couleur rouge au fond de l'œil ; les rayons lumineux qui tombent sur la couche antérieure de ces membranes sont en partie absorbés, en partie réfléchis. Les rayons qui ont traversé la première couche sont à leur tour en partie renvoyés par la deuxième, en partie admis par elle pour en aller frapper une troisième, et ainsi de suite. Mais il est clair que les couches les plus voisines de l'observateur, qui sont traversées pour la seconde fois par ces rayons que leur renvoient les couches profondes, il est clair que ces couches doivent exercer une influence essentielle sur la couleur et la clarté de la lumière réfléchie par les différentes membranes. Nous observons le fond de l'œil, pour ainsi dire, à la lumière incidente et en même temps par transparence. »

D'après cela, il est facile d'expliquer la différence de coloration qu'on observe chez les hommes blonds et chez les bruns. La choroïde des blonds est peu riche en pigment : les rayons lumineux sont réfléchis, en grande partie, par la face antérieure de la sclérotique, et illuminent la choroïde et la rétine ; d'où la couleur rougeâtre donnée par transparence à la membrane interne de l'œil. Chez les bruns, au contraire, la couche de pigment est abondante ; elle absorde une grande partie des rayons lumineux réfléchis par la sclérotique, et empêche l'éclairage de l'œil d'être aussi complet ; cet éclairage incomplet détermine la coloration opaline.

La couleur rosée se montre d'une manière remarquable sur la rétine des albinos ; mais, comme il n'est pas facile de trouver un de ces sujets pour l'examen, on peut constater le même phénomène en observant à l'ophthalmoscope la membrane profonde de l'œil d'un lapin blanc. Si l'on examine ensuite la rétine d'un individu brun, on reconnaît la teinte foncée ou opaline.

La sclérotique joue donc, ainsi que la choroïde, mais à un degré moindre que celle-ci, un rôle important dans la coloration du fond de l'œil. La rétine ne réfléchit qu'une petite quantité d'une lumière très-diffuse; aussi, chez certaines personnes, dont la couche pigmentaire est très-épaisse, ressemble-t-elle à un léger nuage bleuâtre, flottant sur un fond de couleur rouge-brun sombre.

Ce nuage bleuâtre peut aussi se rencontrer dans des yeux dépourvus de pigment; j'ai eu l'occasion de le constater une fois chez un malade atteint de choroïdite atrophique soumis à l'examen par le procédé de l'image droite : des raies fines et claires partaient du nerf optique et rayonnaient vers l'*ora serrata;* ces raies ou fibres nerveuses étaient plus visibles auprès des vaisseaux centraux que dans le reste de l'étendue de la rétine.

Nous avons reconnu jusqu'ici la papille, la rétine et leurs vaisseaux; il est un point de cette membrane dont nous n'avons pas parlé; ce point, c'est la tache jaune.

Elle est extrêmement difficile, pour ne pas dire impossible, à découvrir, si on suit le procédé de l'image renversée, même pour les personnes familiarisées avec l'appareil de M. Helmholtz. Par le procédé de l'image droite, on arrive à le faire, mais encore avec beaucoup de difficulté. Il faut pour cela que le sujet soumis à l'examen soit jeune, et ait une pupille largement dilatée. On distingue alors une tache plus ou moins ronde, d'une couleur obscure, mais qui ne ressemble pas à la teinte sombre que présente quelquefois la rétine; ses dimensions sont à peu près les mêmes que celles de la papille du nerf optique. En poursuivant l'examen avec attention, on découvre au centre de cette tache obscure un point brillant, de forme circulaire; ce point est désigné sous le nom de *fosse centrale de la rétine.*

Tel est, d'une façon sommaire, l'état physiologique de la rétine; je l'ai décrite telle que je l'ai vue un grand nombre de fois. Je ne crois avoir omis aucun détail important, et je n'ai pas voulu entrer dans ceux qui ne me semblent pas nécessaires à l'étude de la pathologie de la membrane interne de l'œil; mais j'ai insisté sur les circonstances qui peuvent rendre l'examen difficile, me souvenant des obstacles que j'ai rencontrés quand j'ai commencé l'étude de cette partie de la chirurgie. Je dirai quelques mots des conditions dans lesquelles l'éxamen de l'œil, à l'aide de l'ophthalmoscope, ne donne plus de résultats utiles.

Il faut nécessairement que le champ pupillaire soit libre, si l'on veut projeter sur le fond de l'œil les rayons lumineux; il m'est cependant arrivé de ne pouvoir éclairer le fond de cet organe, bien que la pupille fût dégagée de toute adhérence, et parfaitement ouverte. J'avais affaire à une apoplexie du corps vitré; dans ce cas, l'instrument de M. Helmholtz est impuissant; il faut avoir recours à d'autres moyens, si l'on veut connaître l'état de sensibilité de la rétine.

L'ophthalmoscope donne encore des signes utiles, mais très-bornés, par exemple, chez des malades atteints d'une cataracte pyramidale, on d'une cataracte fenêtrée. Ces deux espèces de cataractes sont constituées par de petits triangles; dans la seconde, la base est tournée vers la périphérie du cristallin, et le sommet vers le centre de cette lentille; la disposition est inverse dans la cataracte pyramidale. Entre ces petits triangles, la substance cristallinienne est saine encore, et par ces interstices, on peut éclairer incomplétement le fond de l'œil; mais, si la cataracte est complète, si de fausses membranes, produits d'une inflammation, obstruent la pupille, si enfin une iritis a déterminé une atrésie, on comprend qu'il est impossible d'éclairer la rétine, et de reconnaître ses lésions. Il est cependant de la plus haute importance pour le chirurgien, avant de pratiquer l'opération de la cataracte, ou celle de la pupille artificielle, de connaître l'état de la rétine. En effet, si celle-ci n'est pas altérée dans ses fonctions, le chirurgien peut affirmer que sa manœuvre rendra la vue au malade, en excluant toutefois les complications qui peuvent se présenter; si la rétine, au contraire, est malade, l'opération est plus qu'inutile.

L'électro-poncture a été préconisée par M. Nauche, et surtout par M. Sarlandière; ce savant procède de la manière suivante: il enfonce une aiguille à acupuncture au-dessus du globe de l'œil, à travers la paupière supérieure ; une autre au-dessous, qui traverse la paupière inférieure, et va s'implanter dans le nerf optique ou dans son voisinage ; il fait passer un courant électrique.

M. Sarlandière a obtenu, dit-il, à l'aide de ce procédé, des lueurs ou étincelles visuelles, et il les attribue aux communications des rameaux frontaux sus-orbitaires et sus-maxillaires avec la rétine.

Magendie a soumis à un courant électrique des malades affectés d'amaurose complète, et le seul résultat qu'il ait obtenu a été de rendre le malade sensible, d'une manière confuse, à la lumière, pendant l'expérience.

On a essayé aussi de faire passer des courants dans les différentes parties voisines de l'œil.

Toutes ces tentatives n'ont donné aucun résultat satisfaisant. De Humboldt conteste l'action de l'électricité sur la production de la sensation lumineuse; selon lui, cette sensation peut manquer, alors même que la rétine conserve toute sa sensibilité. L'emploi de l'électricité peut même être nuisible aux malades, et M. Duchenne (de Boulogne), bien compétent dans cette question, conseille de ne pas employer le courant de second ordre dans les paralysies de la face ; car, dit-il, étant plus fort que celui du premier ordre, et ayant une action spéciale sur les nerfs sensoriaux, il peut produire des accidents du côté de la rétine.

L'électricité est donc d'une utilité à peu près nulle, et ne saurait remplir les *desiderata* que laisse l'ophthalmoscope. Il faut avoir recours à un autre moyen d'exploration si l'on veut reconnaître l'état de la rétine.

Ce moyen nous le trouvons dans les phosphènes.

Des phosphènes.

Sur une personne dont la rétine est saine, si l'on presse très-légèrement le globe de l'œil, particulièrement sur la portion de ce globe cachée dans l'orbite, si l'on presse, soit avec la pulpe du doigt, soit avec un autre corps, la personne soumise à l'épreuve distingue une petite lumière vive, qui lui apparaît dans la région opposée à la partie de l'œil sur laquelle on agit.

Cette sensation lumineuse est désignée sous le nom de phosphène.

Il est impossible de parler des phosphènes sans citer en même temps le nom de M. Serre (d'Uzès). Ce savant médecin, mettant à profit les travaux épars des physiologistes et des physiciens sur ce phénomène lumineux, institua des expériences nombreuses dans le but d'en reconnaître l'origine et d'en tirer des déductions utiles à la pratique. Bien que ce phénomène eût été déjà observé, et eût reçu des explications diverses à l'époque où M. Serre produisit ses travaux sur ce point de physiologie, il était tout à fait négligé, pour ne pas dire ignoré, comme signe diagnostique de la sensibilité rétinienne.

Ce signe est cependant d'une grande valeur, comme nous le verrons plus loin, et aujourd'hui il est fréquemment recherché et interprété, surtout lorsque l'ophthalmoscope ne peut être utile; il permet d'interroger la rétine alors que la pupille est inaccessible aux rayons lumineux ou que les milieux de l'œil sont opaques.

La physiologie du système nerveux donne de ce curieux phénomène une explication satisfaisante. En effet, à chaque nerf sensorial est dévolu un mode de sensation déterminé, spécial et exclusif : le nerf optique, dont la rétine n'est que la terminaison, est chargé de recueillir et transmettre les impressions lumineuses. Que la membrane sensitive de l'œil soit excitée, par un agent physique ou chimique, mécanique ou fonctionnel, direct ou indirect, elle ne pourra, dans aucun cas, manifester sa propriété qu'en donnant une sensation lumineuse. (Voy. Longet, *Physiologie*, t. II, p. 276.)

Les sensations de cet ordre sont subjectives, c'est-à-dire saisissables seulement par le sujet qui les éprouve : pour exemple nous citerons les mille lueurs qu'aperçoit un individu qui a reçu un coup sur l'œil, et les images bizarres et brillantes que voient certaines personnes lorsqu'elles ferment les yeux pendant quelque temps. Disons toutefois que toutes les sensations que nous indiquons ne méritent pas le nom de phosphène, tel que l'entend M. Serre (d'Uzès); ce mot est réservé par lui à des phénomènes bien définis, qu'on peut reproduire à volonté, dont on peut étudier la forme, la couleur, les variétés que présentent ses attributs, qui, enfin, méthodiquement recherchés et habilement interprétés par cet observateur, sont devenus un des plus utiles moyens de diagnostic, et occupent, après l'ophthalmoscope, le premier rang dans la séméiotique des maladies des yeux.

Ce phénomène avait été observé par d'anciens auteurs, et il n'avait pas échappé au génie si éminemment observateur de Newton. Le grand mathématicien anglais avait reconnu que, si l'on presse dans l'obscurité le coin de l'œil avec la pulpe du doigt, le sujet de l'expérience voit à l'autre côté de l'œil un cercle lumineux, et dont les couleurs sont fort semblables, dit-il, à celles qui brillent dans les plumes de la queue du paon.

Brewster découvrit plus encore : il remarqua que le cercle obtenu par cette pression était d'une couleur rougeâtre; que son intensité lumineuse était d'autant plus grande que l'appartement dans lequel on opérait était plus obscur; enfin, et cette observation est plus remarquable, il découvrit un autre cercle situé à la partie de l'œil opposée à celle où se montre le premier. Ce cercle, comme nous le verrons, est ce qu'on a appelé le petit phosphène, par opposition au grand.

Depuis, les physiologistes et les physiciens ont constaté ces phénomènes.

Müller ne l'a pas oublié dans son traité de *physiologie du système nerveux;* il a insisté sur les différences qu'il présente dans la forme et la grandeur sous lesquelles cette lumière apparaît. Il a pensé qu'elles étaient en rapport avec celles du corps comprimant. « Le cercle subjectif, dit-il, prend la forme et la grandeur du corps qui comprime la rétine : si le corps est petit, l'image lumineuse est petite ; si au contraire la pression exercée sur les côtés de l'œil a une certaine largeur, comme celle qui résulte du bord d'un corps anguleux, l'image offre une étendue correspondante. » (*Physiologie du système nerveux*, t. II, p. 273-274.)

Il ajoute plus loin que, si c'est l'extrémité du doigt qui sert de compresseur, l'image lumineuse a une forme circulaire, en rapport par conséquent avec la surface qui comprime ; que ce cercle lumineux est aperçu dans le champ visuel sur un point opposé, mais correspondant à celui où la pression est exercée ; enfin, que cette sensation lumineuse change de place, sur le champ visuel obscur, suivant la partie de la rétine qui est excitée. Nous reviendrons plus loin sur ces opinions.

Voilà à peu près tout ce que la science possédait sur les phosphènes lorsque M. Serre (d'Uzès) entreprit ses recherches.

Ce nom de *phosphène* se rencontre pour la première fois dans une note adressée en 1838, par Savigny, à l'Académie des sciences, insérée dans les *Archives générales de médecine*, et que M. Serre (d'Uzès) a reproduite textuellement à la fin de son livre. Ce nom est appliqué à la sensation lumineuse produite par une pression extérieure sur la rétine ; mais ce phénomène est décrit d'une manière tout à fait incomplète ; sa production, constante et nécessaire sur toute rétine saine, n'est même pas soupçonnée ; il n'est d'ailleurs interprété dans aucun sens pathologique, et ne semble présenté qu'à titre de phénomène curieux. Le mot lui-même est pris dans une acception assez vague et plus étendue que celle qu'elle a aujourd'hui. Toutefois Savigny peut à juste titre prétendre au titre de parrain des *phosphènes ;* cela n'obscurcit nullement la gloire de M. Serre (d'Uzès).

Ce savant médecin, jugeant incomplètes la description et l'interprétation que l'on avait données de ce phénomène, résolut d'en reprendre l'étude dès le commencement, et se livra à de nombreuses expériences et sur lui-même et sur d'autres personnes, qui se soumirent à son examen. Il entreprit non-seulement de constater l'existence du phénomène, mais voulut aussi indiquer son origine, son mode de production, pour de là tirer des signes utiles dans la pathologie de l'œil.

Une observation patiente des faits, un examen sévère des opinions jusque-là émises, une logique serrée dans l'interprétation des phénomènes, et un noble empressement à rejeter, lorsqu'il ne les croyait pas vraies, ses opinions d'autrefois, conquirent à M. Serre (d'Uzès) le mérite d'avoir apporté un nouveau flambeau dans les ténèbres de l'oculistique.

Nous avons étudié avec soin l'ouvrage de M. Serre; nous avons aussi répété toutes ses expériences. Nous décrirons donc, d'une manière sommaire, les phosphènes tels que nous les avons vus. Auparavant il nous semble à propos d'indiquer les meilleurs moyens de les produire.

Il convient d'opérer dans l'obscurité : l'image lumineuse paraît alors, comme l'avait bien observé Brewster, beaucoup plus brillante que si le jour pénètre dans l'appartement. On pourrait à la rigueur faire l'expérience dans cette dernière condition; il faudrait alors que le sujet tournât le dos à la fenêtre, et encore les anneaux n'auront qu'une médiocre intensité.

Le corps à l'aide duquel on comprime le globe de l'œil doit avoir une certaine dureté, car alors l'image subjective se montre avec plus de netteté et de clarté. Le diamètre de l'extrémité de ce corps ne dépassera pas, autant que possible, 3 ou 4 millimètres; cette petite dimension permettra en effet d'interroger avec plus de précision les différents points de la rétine. La trousse ophthalmoscopique de M. Desmarres renferme une espèce de stylet d'ivoire qui remplit toutes les conditions d'un bon examen phosphénien; on peut aussi se servir de l'extrémité mousse d'un porte-plume de poche, et à la rigueur, de la pulpe du doigt, et préférablement du petit doigt. Il est facile de comprendre que plus l'objet sera petit, plus facilement on pénétrera vers le fond de la cavité de l'orbite, et que par conséquent on pourra presser sur une plus grande étendue de la rétine.

Les yeux sur lesquels se fait l'examen doivent être fermés ou demi-ouverts, afin de ne pas permettre aux rayons lumineux d'obscurcir l'image subjective.

Ces conditions remplies, on produit les phosphènes en pressant l'œil légèrement et par saccades au travers des paupières, au niveau ou en arrière de l'insertion des tendons des muscles droits. Si la rétine est sensible, on obtient alors quatre images brillantes que nous allons décrire; si cette membrane a perdu sa sensibilité, on ne produit rien.

La production du phénomène est donc très-facile, chacun peut s'en assurer sur lui-même. Cependant il est des individus peu intelligents, dont la rétine est parfaitement saine, et qui ne peuvent au premier abord distinguer les cercles lumineux; il faut alors insister auprès d'eux et les faire regarder du côté où apparaîtra l'image, c'est-à-dire à l'opposé du point que l'on comprime.

D'autres, aussi peu intelligents, affirment voir l'image, bien que quelquefois ils ne voient rien du tout. Le chirurgien ne sera pas trompé s'il leur demande quelle est la forme de l'image, et s'il se sert à plusieurs reprises de corps de diverses formes.

Mais le plus ordinairement le phosphène apparaît avec facilité.

Nous allons en étudier la situation, la forme, la coloration, l'intensité, l'origine et la direction; nous le ferons brièvement, renvoyant pour plus de détails à l'ouvrage de M. Serre (d'Uzès), où ce phénomène est décrit aussi complétement que possible et sous tous les points de vue.

Situation. En comprimant le globe oculaire sur les quatre points que nous avons indiqués, on obtient quatre images qui répondent à l'excitation de la rétine au niveau des muscles droits de l'œil; chacun d'eux a reçu un nom particulier:

Le phosphène frontal, produit par la pression sur le trajet du muscle droit supérieur, se montre vers la joue;

Le jugal, par la pression sur le droit inférieur, se montre vers le milieu de l'arcade orbitaire;

Le temporal, par celle du droit externe, vers le nez;

Le nasal enfin, auquel la pression sur le droit interne donne naissance, apparaît vers l'angle externe de l'orbite.

Ces quatre points cardinaux trouvés, il est facile de faire une rose des phosphènes, comme on a fait la rose des vents, et l'on reconnaîtra des phosphènes fronto-nasal, fronto-temporal, etc.

Forme. Nous avons dit que Müller pensait que le phosphène prenait la forme du corps comprimant. D'après M. Serre (d'Uzès) et d'après nos propres expériences, cette assertion n'est pas exacte d'une manière générale. Il est vrai que, si le corps comprimant est d'un petit diamètre, le phosphène est rond; mais, si la surface de ce corps a une certaine étendue, comme la pulpe du doigt, l'image a la forme d'un arc de cercle ou d'un cercle plus ou moins incomplet.

Coloration. La couleur du phosphène, d'un blanc brillant, est assez analogue à celle d'une flamme de lampe.

Intensité lumineuse. Le phosphène, brillant dans un appartement obscur, perd beaucoup de son intensité lumineuse dans une chambre éclairée; mais, dans quelque condition qu'on opère, on trouve toujours une différence entre l'éclat des quatre images. Voici dans quel ordre on peut les classer, en commençant par la plus brillante: le phosphène frontal est le premier; vient ensuite le temporal, puis le nasal, enfin le jugal, qui est le plus obscur. Cette observation confirme l'opinion émise par les physiologistes, que la rétine n'a pas la même sensibilité sur toute son étendue.

Origine. L'origine de l'image lumineuse n'a donné lieu, pendant longtemps, qu'à des explications hypothétiques, et par conséquent nullement satisfaisantes. Aristote pensait que le cristallin voyait sa propre lumière manifestée par la compression. Tel physicien, Scheiner, trouvait cette explication dans une souffrance du cristallin ; tel autre, et c'est l'illustre Kœpler, dans la contorsion des filaments de l'iris. Briggius enfin arriva à la vérité, et démontra que l'origine de l'image phosphénienne est la rétine. Les physiologistes ont depuis confirmé cette opinion, et c'est un fait reconnu aujourd'hui, que le grand phosphène a son origine sur le point comprimé de la rétine, et qu'il prend la forme de la portion comprimée de la membrane sensitive.

Direction. Pourquoi l'image lumineuse est-elle perçue du côté opposé à celui de la pression ? M. Serre (d'Uzès) explique ce phénomène par une propriété de la rétine de voir l'image subjective au delà du cristallin et à l'extrémité d'une ligne droite qui passerait par le centre du cristallin et le point excité de la membrane sensitive.

Nous ne nous sommes occupé jusqu'ici que du cercle lumineux situé à l'opposé du point de pression, c'est-à-dire du grand phosphène ; nous avons dit précédemment que Brewster avait observé un cercle moins brillant et plus petit, dont il avait indiqué la situation sous le corps comprimant lui-même. Cette seconde image, c'est le petit phosphène.

Son origine est analogue à celle du grand ; la pression agissant sur le corps vitré, celui-ci comprime la rétine en deux endroits : sous le corps comprimant, d'une part, d'où apparition du grand phosphène ; d'autre part, à l'opposé de ce point, d'où production sur la rétine d'une image qui n'est pour ainsi dire que l'écho de la première : c'est le petit phosphène. M. Serre (d'Uzès) fait remarquer que Brewster s'est trompé en assignant pour siége au petit phosphène le point comprimé lui-même : c'est un peu à côté de ce point que se montre cette image.

Ces phénomènes nous seront d'un grand secours dans le diagnostic des maladies de l'œil ; toutefois, avant d'aborder l'examen des cas principaux où ils éclairent le chirurgien, revenons un peu en arrière, et arrêtons-nous sur un point assez intéressant de l'histoire de cette découverte.

M. Serre (d'Uzès), dans la préface de son ouvrage, parlant des phosphènes, dit que « ce fait si mince et si insignifiant en apparence, presque inaperçu dans le domaine de la physiologie, (était) complétement négligé dans celui de la pathologie » (Préface, p. 11).

Plus loin, page 273, il écrit : « Naguère encore, personne n'avait sérieusement admis la possibilité d'explorer directement la rétine.

Je partageais complétement cette manière de voir, lorsque, il y a trois ans, étudiant la partie du grand ouvrage de Morgagni où cet auteur traite des maladies de l'œil, je fus frappé de plusieurs phrases où il était question des images subjectives dont nous venons de parler, et si précises qu'elles semblaient avoir été écrites depuis les travaux de M. Serre (d'Uzès). Je vais citer ces différents passages. Dans son traité *de Sedibus et causis morborum*, on lit ce qui suit : « Je n'avais pas négligé non plus une chose relative à la suffusion, en tâchant de déduire de la lumière qui résulte de la pression de l'œil un indice du bon état de la rétine ; connaissance qui, dans la cécité la plus complète que puisse produire la suffusion ou l'occlusion de la pupille, est nécessaire avant le traitement, et que cette connaissance est peut-être seule capable de donner d'une manière satisfaisante (lettre 13, p. 258, n° 14).

A la page suivante de la même lettre : « Je ne doute pas que si quelque aveugle de naissance se présente à vous pour se faire traiter soit de suffusions constitutionnelles, soit pour la privation des pupilles, que vous ne vouliez examiner auparavant, par une épreuve aussi prompte et aussi simple, s'il y a quelque espoir de guérison, à moins que vous ne croyiez que, dans des yeux de cette espèce, le nerf optique et la rétine puissent être sains, sans que la pression réveille en eux aucun sentiment de lumière, parce que vous aurez peut-être appris que les personnes guéries ont dit qu'elles n'avaient jamais eu aucune idée de ce fluide, quoique pourtant il puisse arriver à peine que leurs yeux n'eussent jamais été pressés ou frappés malgré elles; mais rien n'empêche, comme je l'ai dit, de faire l'épreuve, même pour savoir si elles ont pu le dire avec vérité, ou jusqu'à quel point elles ont pu le nier.

Il est impossible, je crois, d'être plus explicite. Le mot de *phosphène* seul manque, mais il est facile de reconnaître le phénomène.

Son origine n'est pas moins clairement indiquée, puisque son existence est considérée comme l'indice du bon état de la rétine; puis, avec une grande puissance de déduction, Morgagni transforme ce phénomène en signe diagnostique, et le proclame le seul capable d'éclairer le chirurgien sur le point d'entreprendre le traitement de la suffusion ou de l'occlusion de la pupille, c'est-à-dire de pratiquer l'opération de la cataracte ou de la pupille artificielle.

Dans un autre ouvrage, *Anatomica adversaria*, le célèbre anatomiste de Padoue décrit les anneaux lumineux, leurs formes diverses, qui varient avec le corps comprimant; il réfute les opinions de Schneiner et de Kœpler sur l'origine de ces anneaux, et reproduisant celle de Briggius, la démontre expérimentalement.

Nous citons textuellement ce passage, où l'on verra des conclusions pathologiques déduites avec une rare sagacité.

Adversaria anat. VI.

ANIMADVERSIO LXXIII.

Circa lucis quæ presso oculo apparet sedem et naturam experimenta.

« Verum his, atque aliis ejuscemodi interim sepositis, quid Auctor « sentiat de ea luce quæ ab oculi pressione *in tenebris* præsertim *eli-* « *citur*, videamus. Recte ille quidem negat, elici « a pressione crys- « tallini (ut opinatur Scheinerus) nam observatu, inquit, dignum est, « quod pressio illa versus Oculi fundum, sive ultra humoris crystal- « lini regionem fieri debet; quo melius prædicta lucula appareat. » « Certe ipse quoque expertus sum pluries, si cornea prematur, lu-

«cem nullam; si regio quæ proprius corneam est, lucem instar «dimidiati annuli; si paulo ultra, instar annuli; si duæ eodem «tempore regiones, gemini instar annuli apparere. Rursus, si non «summus tantum digiti apex, sed et proxima pars digiti apprimatur, «lucem apparere instar annuli elliptici; si pro digito corpus aliquod «multo minus, et subrotundum, ut acus capitulum, instar annuli «multo minoris apparere; semper tamen in adversa pressioni parte. «Quæ commemorare omnia volui, ut intelligeretur, mihi etiam idem «quod Auctori, *probabile* videri, scilicet «phænomenon prædictum a «contorsione fibrarum tunicæ retiformis potissimum oriri, unde spi-«ritus animales a nova hac et vivida vibratione, sicut a lucis radiis, «afficiantur.»

ANIMADVERSIO LXXIV.

«Igitur antequam Medicus quid speret in ejusmodi diuturnis ceci-«tatis speciebus, multoque magis antequam earum curationem pro-«ponat, necesse est, ut quomodo se habeat retina, nervusque opti-«cus cognoscat. Quoniam autem id scire non potest, nisi experiatur, «an ita hæc constituta sint, ut videndo inservire possint, vel ne-«queant; hoc vero experiri ob interjectum nimis opacum sive glau-«comatis, sive suffusionis corpus haud raro in ejusmodi casibus non «potest; relinquitur ergo, ut tunc vel temere agat, vel ægros dese-«rat, vel aliam ejus rei dignoscendæ viam ac rationem excogitet. In «eo igitur rerum statu ad id quod diximus, explorandum an utili-«tatem aliquam afferre possit proposita oculi pressio, et hanc con-«sequens aut promptus, aut nullus descriptæ lucis in ægro sensus, «Medici viderint; me quidem ne hoc, quale id cunque est, retice-«rem, illud *Hippocratis* permovit: «immerito autem ullus aliquis «ipsorum reprehendatur propterea quod invenire non potuerunt; «imo laudandi potius omnes, quod investigare conati sunt.»

Cette citation n'a pas besoin de commentaires.

Il nous semble donc hors de toute contestation que Morgagni a parfaitement connu et expliqué la production des phosphènes, qu'il a le premier songé à en tirer parti dans le diagnostic et le pronostic de certaines maladies des yeux, et qu'il a fait faire un pas assez long à cette partie de la séméiologie.

En rendant à Morgagni une justice qui nous semble lui être due, loin de nous l'idée de songer à altérer en rien le mérite de M. Serre (d'Uzès); nous n'avons d'autre but que de combler une lacune de l'histoire des phosphènes. Nous reconnaissons toute l'importance des services rendus à la science médicale par le savant médecin d'Alais; nous apprécions les laborieux et intelligents travaux par lesquels il a pu arriver à faire un corps de tous ces éléments, dispersés çà et là et pour la plupart très-imparfaits, puisque le passage de Morgagni était passé inaperçu. Nous pensons même que sans cet habile observateur la pensée du professeur de Padoue serait longtemps restée dans l'oubli, et, bien que celui-ci ait vu la même chose dans le siècle précédent, ce n'est pas un honneur vulgaire que de partager le mérite d'une découverte avec un homme tel que Morgagni.

Ajoutons que M. Serre a largement développé la question, qu'il l'a rendue plus complète et plus claire, et l'a pour ainsi dire popularisée.

Voyons maintenant l'importance des phosphènes dans l'étude des maladies de la rétine.

Exploration de la rétine à l'aide des phosphènes.

Nous avons vu que la production des phosphènes est subordonnée à l'état de sensibilité de la rétine; si cette condition manque, le phénomène fera également défaut. C'est pourquoi M. Serre (d'Uzès) a dit que la disparition des phosphènes était le signe de la perte plus ou moins complète de la vue; cette proposition, formulée d'une manière aussi générale, ne me semble pas tout à fait exacte. On rencontre en effet des individus qui jouissent de la vision directe, et chez lesquels on ne peut produire le cercle lumineux : tels sont les malades atteints de rétinite pigmentaire. Nous expliquerons cette apparente anomalie.

Mais la production des phosphènes indique que le point excité de la rétine a conservé sa sensibilité, et leur non-apparition est le symptôme certain d'une lésion du point touché ; d'où il suit qu'on peut quelquefois ne rencontrer qu'un, deux, ou trois phosphènes. Chez les vieillards de Bicêtre, j'ai eu de nombreuses occasions de faire cette observation. Sur l'un d'eux, que j'examinais à l'aide du miroir, je découvris dans le fond de l'œil, en bas et un peu en dedans, une tumeur flottante, de couleur grisâtre, sale, et parsemée de stries rougeâtres : je reconnus un décollement de la partie inférieure de la rétine, siége de prédilection, du reste, de ces lésions. Avant d'interroger les phosphènes, je voulus reconnaître le champ de la vision ; le malade voyait en bas et en dedans, et ne distinguait rien en haut et en dehors ; par conséquent la rétine, sensible dans sa partie supérieure et externe, ne l'était pas dans la partie opposée. Aussi le phosphène frontal et le temporal parurent-ils, tandis qu'il fut impossible de produire le nasal ni le jugal.

Un de mes amis reçut en duel un coup de fleuret dans le grand angle de l'œil droit ; cette blessure détermina une vive inflammation et un épanchement sanguin dans la chambre postérieure. Un traitement, institué par M. Verneuil, fit disparaître ces accidents. Le blessé cependant ne distinguait plus les objets placés vers l'angle externe de l'œil, on pouvait produire les phosphènes frontal, jugal et temporal ; le nasal refusait de paraître.

L'ophthalmoscope me fit voir un décollement de la partie latérale interne de la rétine, lésion qui fut vérifiée par l'habile ophthalmologiste M. Desmarres.

Je pourrais multiplier ces observations ; ces deux-ci, je pense, suffisent à montrer l'importance et l'exactitude de ce mode d'investigation.

Mais c'est dans les cas où l'exploration à l'aide de l'ophthalmoscope est impossible que se révèle au plus haut degré la valeur de ce moyen séméiotique.

Qu'un malade soit affecté par exemple d'une cataracte ou d'une atrésie pupillaire et demande à subir l'opération ; aucune de ces infirmités ne met la vie en danger, et, si surtout l'un des yeux est encore bon, le chirurgien hésitera ; il voudra d'abord savoir si la rétine est dans un bon état, car, dans le cas contraire, non-seulement l'opération serait inutile, mais elle pourrait être nuisible, mortelle même, et la malveillance ou l'ignorance ne manquerait pas d'attribuer ce funeste résultat à l'incurie de l'opérateur. L'ophthalmoscope ne peut rien montrer, c'est aux phosphènes qu'il faut demander la certitude. Les observations suivantes feront apprécier l'importance de ce signe.

Un jeune homme de 25 ans, atteint de cataracte, se présente au dispensaire de M. Desmarres dans le but de se faire opérer. Cet habile chirurgien, insistant sur la nécessité de bien connaître l'état de sensibilité de la rétine avant de prendre un parti, fait dilater la pupille du malade et nous montre une cataracte molle.

Le malade, placé devant une fenêtre, voit parfaitement l'ombre de la main, que l'on fait passer plusieurs fois devant son œil. Ce signe, généralement employé, et souvent seul, par les chirurgiens sur le point d'opérer une cataracte, ne suffit pas à M. Desmarres. Il fait placer le jeune homme dans une chambre obscure, présente une bougie au devant de son œil et à une certaine distance : le malade la distingue; la partie postérieure de la rétine est donc saine.

Le chirurgien, voulant s'assurer de l'état du reste de l'étendue de la membrane sensitive, promène la lumière dans différentes directions : le malade la suit d'abord, mais la perd complétement dans la région frontale. M. Desmarres se refuse de pratiquer l'opération, parce que, dit-il, il y a complication de décollement de la rétine. Le jeune homme met tant d'instance dans sa demande que M. Desmarres consent, quelques jours après, à faire l'opération, mais prévient le malade qu'il ne verra pas.

L'extraction du cristallin fut pratiquée avec l'habileté que tout le monde connaît à M. Desmarres, mais le pronostic n'était malheureusement que trop vrai.

Le malade, qui jusque-là avait pu distinguer le jour de la nuit, perdit ce dernier avantage. L'ophthalmoscope montra un décollement de la rétine, qui était devenu plus considérable après l'opération.

A ce propos, M. Desmarres nous raconta le fait suivant :

Un malade de la province était venu le trouver pour se faire opérer de la cataracte; l'examen de l'œil ne permit pas de songer à le faire. Le malade s'adresse alors à l'un des chirurgiens les plus distingués de Paris : celui-ci ne trouve pas de contre-indication et se rend aux vœux de son client. Après l'opération, la vue n'était pas meilleure qu'auparavant; il y avait également décollement de la rétine.

Ceci se passait en 1856. M. Desmarres explorait à cette époque la rétine seulement avec la bougie; aujourd'hui il a aussi recours aux phosphènes.

Les faits semblables à ceux que nous venons de rapporter sont nombreux. On peut donc établir comme règle générale qu'un chirurgien ne doit pas songer à l'opération de la cataracte ni à celle de la pupille artificielle sans avoir interrogé les phosphènes, qui lui traduiront l'état de la sensibilité de la rétine, ni sans les avoir produits dans leur intégrité.

Ce moyen cependant ne permet pas d'examiner toute l'étendue de la membrane sensitive. En effet, le doigt ou le corps compresseur, appliqué à quelque distance au delà de la jonction scléro-cornéale, ne peut atteindre les parties les plus postérieures de la rétine; on a alors recours à un troisième moyen d'exploration, l'examen avec la bougie.

De la bougie comme moyen d'exploration.

Tout cataracté dont la rétine est saine, de quelque variété de cataracte qu'il soit atteint, peut, dans une certaine mesure, distinguer la lumière artificielle placée à quelque distance de son œil. M. de Graefe, qui, le premier, a beaucoup insisté sur ce moyen d'exploration, conseille de procéder de la manière suivante : le malade est assis dans un endroit obscur; on place une bougie droit au-devant de l'œil que l'on veut observer et à une distance de 4 à 5 mètres; si le sujet distingue bien la flamme, on en conclut que la portion postérieure et centrale de la rétine est saine; on promène ensuite la bougie dans toutes les directions en invitant le malade à la suivre des yeux et à prévenir aussitôt qu'il ne peut plus la voir; les points dans lesquels il ne peut plus la distinguer correspondent à ceux où la rétine est altérée.

Pour compléter ce qui a rapport à l'exploration de la rétine, nous dirons quelques mots du champ visuel.

Du champ visuel.

Lorsqu'une personne jouissant d'une vue normale arrête son regard sur un point déterminé, elle peut, sans changer la direction de l'axe visuel, distinguer différents objets situés à l'entour et à une certaine distance de ce point. Ainsi, lorsqu'on lit une page d'un livre, il arrive qu'on voit confusément le numéro de la page, les premières et les dernières lignes, bien que la vue se porte sur un mot placé au milieu de la page et ne quitte pas ce mot. Cet espace, dans lequel la vue est possible sans que l'axe optique change de direction, est désigné sous le nom de *champ visuel.*

Il ne faut donc pas confondre le champ visuel avec la portée de la vue; on s'exposerait à prendre pour physiologique une vue très-restreinte dans son étendue. Supposons, en effet, qu'un homme dont le champ visuel est rétréci distingue des objets situés à une longue distance : en faisant varier la direction de l'axe visuel, il se procurera une série de champs visuels rétrécis qui, par le nombre, suppléeront à l'étendue et pourront induire en erreur un observateur inattentif.

Toutefois, si le champ de la vision est considérablement diminué, les troubles de la fonction seront tellement marqués qu'une telle erreur sera impossible.

Tel est le cas rapporté par M. de Graefe : un musicien aveugle de Berlin lisait parfaitement le numéro 10 de Jæger, cependant il ne pouvait se conduire dans la rue; cela tenait au rétrécissement extrême des diamètres de son champ visuel, qui ne mesuraient que

10°, au lieu de 160 et 174 qu'ils mesurent, comme nous le verrons, à l'état normal.

La conformation des parties voisines et protectrices du globe oculaire a nécessairement une influence sur l'étendue de ce champ; le rebord orbitaire en haut, l'éminence nasale en dedans, bornent beaucoup plus cette étendue que la joue en bas et la portion externe de l'orbite en dehors : dans ce dernier point, le champ visuel est si peu borné que sa limite coupe presque à angle droit l'axe visuel.

Pour mesurer le champ visuel, il suffit donc de mesurer deux angles, l'un vertical, l'autre horizontal, formés par les rayons lumineux tangents aux quatre points limitants que nous venons d'indiquer. Le premier angle mesure le diamètre vertical, et a, d'après M. de Graefe, 174°; le second, mesurant le diamètre horizontal, en a 170.

Toutefois, et en dehors de tout état pathologique, l'étendue du champ visuel varie suivant les individus qu'on observe; M. Liebreicht même a remarqué que les limites de son champ visuel augmentaient dans tous les sens quand il accommodait sa vue à une courte distance. M. de Graefé n'a pu constater sur lui-même ce phénomène, et nous ne connaissons aucun autre observateur qui l'ait signalé; nous ne l'avons pas observé sur nous-même.

La vue ne conserve pas son entière netteté dans toute l'étendue du champ visuel; sur les limites de celui-ci elle est un peu obscure.

Tout ce que nous venons de dire se rapporte à l'état physiologique; ces phénomènes seront plus ou moins modifiés dans les circonstances pathologiques; ces modifications porteront sur l'étendue du champ visuel ou sur la netteté d'impression de l'image.

Dans ce dernier cas, les objets seront perçus avec un degré moindre de clarté sur un ou plusieurs points du champ de la vision, mais il ne faut pas prendre pour pathologique la vision plus obscure que nous avons signalée tout à l'heure sur les limites de ce ce champ.

Si les modifications portent sur l'étendue, tantôt toute une moitié du champ visuel sera supprimée, comme nous le verrons dans le décollement de la rétine.

Tantôt ce sera une zone périphérique plus ou moins étendue : tel est le cas de ce musicien dont nous avons parlé plus haut et qui a été observé par M. de Graefe. D'autres fois il y aura des interruptions dans le champ visuel ; le malade distingue alors parfaitement vers la périphérie des objets qu'on lui présente et ne peut les apercevoir dans certains points plus rapprochés du centre.

Enfin le point central peut manquer, et l'œil, pour percevoir l'objet qu'on lui désigne, est obligé de tâtonner, pour ainsi dire, et de diriger son axe visuel sur un point autre que celui qu'il veut voir.

Nous aurons l'occasion de retrouver ces modifications quand nous parlerons des altérations anatomiques de la rétine, et elles nous serviront à reconnaître les points lésés de la membrane sensitive.

Lorsqu'on veut interroger le champ visuel d'un malade, on procède de la manière suivante :

Au milieu d'un tableau ou d'une feuille de papier collée à un mur, on fixe un objet quelconque, un pain à cacheter, par exemple ; on place le malade de telle sorte que son œil soit à 30 ou 40 centimètres du mur et que l'axe optique soit perpendiculaire à celui-ci.

L'œil qu'on ne veut pas examiner est couvert d'un bandeau ; on invite alors le malade à fixer son regard sur le point central et à ne pas remuer l'œil. Cela fait, on promène sur le tableau des objets assez gros, bien éclairés, mais non brillants, et on demande au sujet s'il les voit distinctement ; on note les points où il les distingue, ceux où il ne les distingue pas. On parcourt ainsi toute l'étendue du champ visuel, on en trace les limites ; on renouvelle plusieurs fois l'expérience en faisant chaque fois changer la direction de l'axe optique, on obtient ainsi une mesure assez exacte du champ de la vision.

M. de Graefe a, pour l'examen du champ de la vision, un procédé plus simple : il engage le malade à ne pas quitter du regard le bouton de sa chemise : il agite alors les doigts dans différentes directions; les points où le malade ne peut plus le distinguer indiquent les limites ou les lacunes du champ visuel.

Le même professeur se sert quelquefois d'un tableau divisé en une foule de petits carrés par des lignes verticales et horizontales réciproquement perpendiculaires. Un point fixe est placé au milieu du tableau, et on engage le malade à ne pas le quitter du regard. Avec un objet quelconque, on touche successivement chacun de ces petits carrés : il est facile ainsi de mesurer assez exactement l'étendue du champ de la vision.

Il est bon de répéter plusieurs fois les expériences, afin de les contrôler les unes par les autres. M. de Graefe recommande de faire varier les distances, en évitant les trop petites, et de donner différentes directions à l'axe de l'œil, en évitant celles qui sont forcées.

Enfin, comme l'étendue du champ visuel varie suivant les individus qu'on observe, on ne devra considérer comme pathologiques que les modifications bien accusées et offrant une certaine étendue.

Échelle de Jæger.

Nous avons déjà parlé, et nous parlerons souvent par la suite, de l'alphabet ou échelle de Jæger.

Cette échelle se compose de 20 degrés : chaque degré est représenté par des lignes imprimées avec des caractères variés. Le premier degré, ou n° 1 de Jæger, contient les caractères les plus petits qui soient usités dans la typographie : ces caractères vont en augmentant jusqu'au n° 20, où les lettres ont plus de 2 centimètres de hauteur et une épaisseur proportionnée. Du reste, nous en reproduisons quelques-uns; car, dans ces sortes de choses, la meilleure description ne vaut pas la représentation.

N° 1.

Si l'on réfléchit sur les lois romaines, on trouvera que leur esprit est conforme à ce que je dis. Dans le temps où l'on fit la loi des Douze Tables, les mœurs à Rome étaient admirables. On déféra la tutelle au plus proche parent du pupille, pensant que celui-là devait avoir la charge de la tutelle, qui pouvait avoir l'avantage de

N° 2.

succession. On ne crut point la vie du pupille en danger, quoiqu'elle fût mise entre les mains de celui à qui sa mort devait être utile. Mais, lorsque les mœurs changèrent à Rome, on vit les législateurs changer aussi de façon de

N° 3.

penser. « Si, dans la substitution pupillaire, disent Caïus et Justinien, le testateur craint que le substitué ne dresse des embûches au pupille, il peut laisser à découvert la substitution vulgaire, et

N° 4.

mettre la pupillaire dans une partie du testament qu'on ne pourra ouvrir qu'après un certain temps. » Voilà des craintes et des précautions inconnues aux premiers Romains.

N° 5.

La loi romaine donnait la liberté de se faire des dons avant le mariage; après le mariage, elle ne le permettait plus. Cela était fondé sur les mœurs des

N° 6.

Romains, qui n'étaient portés au mariage que par la frugalité, la simplicité et la modestie, mais qui pouvaient se laisser séduire par les

N° 7.

soins domestiques, les complaisances et le bonheur de toute une vie. La loi des Wisigoths voulait que l'époux ne pût donner à

N° 8.

celle qu'il devait épouser au delà du dixième de ses biens, et qu'il ne pût rien donner la première année de son ma-

N° 9.

riage. Cela venait encore des mœurs du pays : les législateurs voulaient arrêter cette jactance espagnole, uni-

N° 10.

quement portée à faire des libéralités excessives dans une action d'éclat. Les Romains, par leurs lois,

N° 11.

arrêtèrent quelques inconvénients de l'em-

N° 12.

pire du monde le plus durable, qui est

N° 13.

celui de la vertu; les Espagnols,

N° 14.

par les leurs, voulaient

N° 15.

empêcher les mauvais

N° 16.

effets de la ty-

N° 17.

rannie du

N° 18.

création

N° 19.

étang

N° 20.

âme

SECONDE PARTIE.

ALTÉRATIONS DE LA RÉTINE ET DE LA PAPILLE DU NERF OPTIQUE.

Nous avons décrit tous les moyens d'explorer la rétine et la papille à l'état physiologique et à l'état pathologique ; nous allons étudier les altérations que nous révèle l'examen de ces parties.

Nous le ferons dans l'ordre suivant :

1° Altérations du système circulatoire de la rétine et de la papille.
2° Rétinite aiguë.
3° Rétinite syphilitique.
4° Rétinite congestive ou hyperémie de la rétine et de la papille.
5° Apoplexie de la rétine et de la papille.
6° Décollement de la rétine.
7° Amblyopie albuminurique.
8° Rétinite pigmentaire.
9° Exsudats rétiniens.
10° Tumeurs fibreuses de la rétine.
11° Ossification apparente de la rétine.
12° Encéphaloïde de la rétine.
13° Cysticerque dans la rétine.
14° Distension de la rétine.
15° Développement des fibres nerveuses à moelle dans la rétine.
16° Insertion anormale de la papille.
17° Enfoncement de la papille.
18° Hémiopie.
19° Infiltration séreuse de la papille.
20° Atrophie de la papille et de la rétine.

DES ALTÉRATIONS DU SYSTÈME CIRCULATOIRE DE LA RÉTINE.

Nous avons eu soin, dans la description des vaisseaux rétiniens, de signaler les différences de calibre qui permettent de distinguer les artères des veines; nous avons insisté sur les anomalies qu'on rencontre à l'état physiologique, anomalies portant sur le nombre, la direction et le calibre. Nous avons vu que les artères et les veines n'émergent pas toujours de la même manière de la papille ; ces modes différents d'émergence jouent un rôle important dans la production du pouls veineux que nous allons étudier tout à l'heure.

Mais, avant de parler des altérations que l'on observe dans les vaisseaux rétiniens, il importe de signaler une condition qu'il ne faut pas négliger dans l'examen ophthalmoscopique.

Plusieurs ophthalmoscopes, avons nous-vu, permettent de saisir les plus minutieux détails du fond de l'œil ; l'ophthalmoscope fixe les fait voir avec le plus de netteté. Une condition indispensable à un bon examen est de ne pas changer la lentile avec laquelle on a l'habitude de pratiquer l'examen ophthalmoscopique. En effet, si l'on choisit une lentille qui grossisse ou diminue les objets plus ou moins que celle dont on fait usage habituellement, on s'expose à prendre pour pathologique une augmentation ou une diminution du volume des vaisseaux, modifications simulées par la lentille : on s'expose ainsi à voir une turgescence ou un amincissement là où les vaisseaux sont parfaitement physiologiques. Il convient donc, avant de se livrer à l'examen des altérations rétiniennes, d'avoir une idée bien précise de la rétine physiologique et de ses vaisseaux, et l'on doit se servir, pour cet examen, de l'instrument avec lequel on a acquis cette notion bien nette de la membrane sensitive.

Nous étudierons dans l'ordre suivant les altérations que présente le système vasculaire de la rétine :

1° Le pouls veineux,

2° La turgescence des vaisseaux,

3° L'état filiforme,
4° L'oblitération,
5° L'absence de vaisseaux,
6° Les tumeurs anévrysmales.

Du pouls veineux.

Lorsqu'on examine la rétine à l'ophthalmoscope, et qu'on regarde avec attention les vaisseaux de la papille, on observe, chez certains individus, que les veines se gonflent et se dégonflent alternativement dans une portion très-limitée de leur trajet papillaire : ces mouvements alternatifs sont désignés sous le nom de *pouls veineux.*

Lorsqu'on veut produire ce phénomène, on presse légèrement du doigt le globe oculaire, et voici ce que l'on peut voir : si la veine centrale pénètre par le milieu de la papille, on distingue assez bien les mouvements de gonflement et de dégonflement; si elle émane de la périphérie de la papille, on la voit se remplir et se vider non-seulement sur sa portion papillaire, mais aussi sur la rétine, et jusqu'à 2 ou 3 millimètres de la circonférence de la papille. Nous verrons plus loin que cette particularité du phénomène s'explique par l'action plus énergique exercée par l'anneau sclérotical sur le nerf et par celui-ci sur la veine.

Le pouls veineux se rencontre à l'état physiologique chez des individus dont la circulation est accélérée par une cause quelconque : M. de Graefe l'a vue dépendant des mouvements de l'œil; chez les moutons, sur lesquels cet observateur a fait de nombreuses expériences, il l'a vu apparaître pendant l'expiration.

Si l'on augmente la pression sur le globe de l'œil, on peut déterminer la production du même phénomène sur les artères : on voit alors celles-ci se remplir et se vider successivement, mais avec une telle rapidité qu'on a peine à suivre ces mouvements : ceux-ci sont isochrones avec les battements du pouls radial. M. Donders dit que sous une pression plus forte encore, la diastole artérielle devient de plus en plus courte; dans des cas de ce genre, il a vu la dilatation des veines coïncider avec celles des artères : il paraîtrait, suivant cet auteur, que, sous une pression si forte, la vague positive se continue avec rapidité dans les veines, et que le sang, pour lequel il n'y a plus de place dans l'œil, entre par les artères et sort par les veines presque simultanément.

Si la pression est plus forte encore, la circulation cesse tout à fait.

A l'état pathologique, et indépendamment de toute pression expérimentale, on observe le pouls veineux; il joue un grand rôle dans le glaucome; on le rencontre encore chez des individus atteints d'une affection du cœur. Dans ces deux cas, une pression très-légère suffit à déterminer le battement artériel.

Le pouls veineux, signalé par M. Helmholtz lors de la découverte de l'ophthalmoscope, a été expliqué de diverses manières. L'explication suivante, donnée par M. de Graefe, nous semble la plus satisfaisante :

Dès que le doigt, dit-il (*Archives d'ophthalmologie*, t. I, p. 386), exerce une pression sur le globe oculaire il hâte l'adduction du sang, déjà augmentée par la diastole de toutes les artères intra-oculaires; comme, dans cette tension plus forte de l'œil, chaque unité de surface de la périphérie du globe doit supporter une plus grande pression, la portion du nerf optique comprise dans l'anneau scléroticai, étant élastique, participe à la compression. La partie la plus souple, renfermée dans le nerf, c'est-à-dire la veine, est comprimée; le sang s'en échappe, partie en dedans du globe oculaire, partie en dehors. Si la veine pénètre dans l'œil par le centre du nerf optique, la compression exercée par l'anneau sclérotical sur le nerf optique, et par celui-ci sur la veine, est beaucoup moins forte que si elle pénétrait par un point de sa périphérie; ainsi l'apparition et l'étendue du pouls veineux sont, comme nous l'avons dit, dépendantes du mode d'entrée de la veine dans l'œil. Si, dans l'état normal, ce phénomène ne s'observe pas, cela tient à ce que la diastole artérielle n'exerce pas une pression assez forte ; une pression légère du doigt, en s'ajoutant à celle-ci, suffit à le déterminer.

Voici, d'après le même auteur, l'explication du pouls artériel intra-oculaire :

La pression exercée sur l'œil se transmet uniformément sur toutes les parties intra-oculaires, et par conséquent aux artères; mais la force de l'ondée sanguine, qui arrive à chaque diastole ventriculaire, est plus grande que celle de la pression du doigt; chaque nouvelle ondée vient donc distendre les parois de l'artère vide et comprimée, et détermine une succession de réplétions et de déplétions alternatives des artères : chaque mouvement de plénitude coïncide avec le pouls radial. On comprend que, si la pression extérieure est assez énergique pour s'opposer aux efforts de l'ondée sanguine, le pouls cessera de se montrer, les artères seront vides, et la circulation suspendue.

Turgescence des vaisseaux.

La turgescence des vaisseaux est une des altérations les plus fréquentes du système circulatoire de la rétine; elle est caractérisée par une plénitude plus grande des vaisseaux et une augmentation de leur calibre, principalement de celui des veines.

Cette affection se rencontre très-souvent dans les congestions ou hyperémies de la rétine, dans les choroïdites congestives, dans les inflammations plus ou moins intenses des membranes externes de l'œil. J'ai eu plusieurs fois l'occasion de l'observer, à l'infirmerie de Bicêtre, chez des individus atteints de congestions cérébrales : lorsque cette congestion cédait à l'influence du traitement, on voyait la turgescence vasculaire se résoudre simultanément.

La turgescence des vaisseaux n'est pas toujours un état pathologique; il suffit, pour la produire, dit M. Liebreich, d'exercer une pression sur l'œil, de communiquer à la tête des mouvements brusques, lorsqu'elle est baissée, d'irriter la rétine d'une manière ou d'une autre.

La durée en est variable : dans les cas non pathologiques que nous venons de rappeler, la turgescence disparaît rapidement, aussitôt qu'on cesse les excitations qui l'ont déterminée ; dans les cas pathologiques, la durée est toujours subordonnée à la gravité de la lésion qui lui a donné naissance.

Il est dans la turgescence des vaisseaux une variété assez remarquable que nous devons signaler : on voit quelquefois, à la suite d'un engorgement considérable, les veines s'infléchir sur elles-mêmes, et présenter une disposition sinueuse, semblable à celle qu'on observe sur les veines affectées de varices. Cet état variqueux des veines de la rétine ne se traduit par aucun trouble de la vue, lorsqu'il n'est pas accompagné de quelque autre altération. J'ai eu plusieurs fois l'occasion de voir cette disposition variqueuse sur des personnes qui ne présentaient pas le moindre trouble du côté de la vision.

État filiforme des vaisseaux.

De même que, sous l'influence de causes diverses, le système circulatoire est susceptible d'éprouver une augmentation, de même, dans d'autres circonstances, il peut subir une diminution de volume ; on voit alors les vaisseaux s'atrophier, s'amincir et devenir filiformes.

Dans ces cas, non-seulement les vaisseaux des deux ordres ont un calibre plus petit qu'à l'état normal, mais on ne reconnaît plus les artères des veines, car celles-ci ont perdu leur supériorité relative de volume sur les artères.

Cette altération n'est pas rare ; on l'observe assez souvent chez les individus atteints d'amaurose cérébrale ou intra-oculaire, quelle que soit d'ailleurs la cause qui l'ait produite. Elle accompagne également diverses altérations des membranes de l'œil : la rétinite pigmentaire, l'amaurose albuminurique, l'apoplexie de la rétine, l'atrophie de la rétine, et l'impuissance congénitale de cette membrane. Nous aurons, du reste, l'occasion de signaler cet état des vaisseaux quand nous parlerons de ces différentes maladies.

Lorsqu'on examine, à l'aide de l'ophthalmoscope, des yeux qui présentent cette lésion, on trouve sur la papille et sur la rétine des vaisseaux plus ou moins altérés, plus ou moins amincis; cet amincissement est en rapport avec la durée et l'intensité de l'affection qui l'a produit.

Le trouble de la vision est plus ou moins complet; il est en rapport avec l'étendue de la lésion. Tantôt la vue est diminuée, tantôt elle est complétement abolie. Chez les malades atteints d'impuissance congénitale de la rétine, on constate également, comme nous venons de le dire, un amincissement considérable des vaisseaux; ceux-ci se présentent sur la rétine comme des lignes extrêmement minces. Le vue est alors considérablement diminuée, et l'emploi d'aucun verre ne peut l'améliorer.

Oblitération des vaisseaux.

Cette affection se rapproche de la précédente, dont elle n'est, pour ainsi dire, qu'un degré plus avancé; les mêmes maladies que nous avons signalées comme causes de l'amincissement filiforme des vaisseaux en produisent l'oblitération. Cette lésion se rencontre plutôt dans les artères que dans les veines, et c'est principalement dans les amauroses anciennes, complètes ou incomplètes, intra-oculaires ou cérébrales, qu'on les observe le plus souvent. L'ophthalmoscope montre sur la papille et la rétine une ou plusieurs artères oblitérées; tantôt l'oblitération règne sur tout le trajet du vaisseau. J'ai plusieurs fois constaté cet état chez des malades de Bicêtre atteints d'amaurose extra-oculaire. Dans le service de M. Follin, à l'hôpital Necker, on voyait parfaitement, chez un enfant de 12 ans, l'artère complétement vide dans tout son trajet.

D'autres fois l'oblitération ne porte que sur une partie du vaisseau ; c'est ce qu'on observe dans l'apoplexie rétinienne et dans les exsudats, ainsi que nous le verrons plus tard.

Ces artères, vides de sang, se présentent sous la forme de lignes fines, blanchâtres, et qu'on peut suivre le plus ordinairement dans toute la longueur du vaisseau.

On a observé, mais très-rarement, dans des amauroses extra-oculaires très-anciennes, l'oblitération complète de tout le système artériel de la rétine ; dans ces cas, elle ne se montre pas ainsi subitement, mais un ou plusieurs vaisseaux s'oblitèrent d'abord, la lésion suit une marche envahissante, et finit par s'étendre à toutes les artères.

Lorsque l'oblitération artérielle est sous la dépendance d'une altération extra-oculaire, la vue est abolie plus ou moins complétement par le fait de l'altération première ; si elle est causée par une apoplexie de la rétine ou par des exsudats, la vue éprouve une diminution en rapport avec l'étendue de la lésion.

Les progrès de l'anatomie pathologique ont montré dans ces derniers temps des oblitérations du système circulatoire dues à la coagulation du sang. Le caillot, le thrombus, produit de cette coagulation, peut se ramollir ; une partie se détache, et, entraînée par le torrent circulatoire, va boucher d'autres vaisseaux éloignés, plus ou moins gros, suivant les dimensions du caillot détaché. Ces phénomènes, qu'on observe dans les veines, dit M. Virchow, se passent aussi dans le cœur ; c'est surtout dans le ventricule droit qu'il n'est pas rare de rencontrer des kystes purulents entre les anfractuosités des parois cardiaques. Une valvule du cœur s'ulcère, continue le même auteur, non pas à la suite de formation de pus, mais à la suite d'un ramollissement aigu ou chronique ; des particules de la surface vasculaire sont détachées par le courant sanguin, et parviennent avec lui dans un point plus ou moins éloigné. A la présence de cette embolie métastatique sont dues des lésions fonctionnelles subites ; ainsi peuvent se produire l'apoplexie, l'amaurose.

Les phénomènes qu'on observe dans les vaisseaux rétiniens pendant la vie ont été le sujet de leçons de l'éminent ophthalmologiste de Berlin, M. de Graefe ; le premier, il les a décrits d'une manière aussi claire que pittoresque dans une observation que nous reproduisons.

Le malade, âgé de 57 ans, exerce la profession de cocher; il assure que, jusqu'au mois de septembre dernier, il a joui d'une bonne santé et n'a éprouvé ni rhumatisme ni aucune affection qui permette de soupçonner une maladie du cœur. En voulant arrêter sa voiture, il a été frappé par le timon dans la région gauche du thorax; il ressentit une vive douleur, et, quelques heures après, la partie frappée était tuméfiée.

Le lendemain, il éprouvait pendant la marche une dyspnée qui augmentait particulièrement quand il montait les marches d'un escalier. Le dixième jour, survint une hématémèse, qui se reproduisit quelques jours après. Le malade s'affaiblit, et la dyspnée persista. Depuis il s'est rétabli, mais il éprouve toujours de la dyspnée lorsqu'il monte un escalier.

Le 26 novembre, c'est-à-dire deux mois après l'accident, il reprit son travail. Un jour il s'aperçut qu'un nuage se formait devant l'œil droit, et, pour mieux s'en assurer, il ferma l'œil gauche : il put encore reconnaître les objets qui l'entouraient, mais il les distinguait comme au travers d'un nuage coloré.

La vue diminua rapidement, et, au bout de quelques minutes, toute sensation lumineuse avait cessé dans l'œil droit. Il ne restait plus qu'un jeu de couleurs subjectives, augmentées par la marche.

J'examinai l'œil malade; il n'éprouvait aucune sensation lumineuse; extérieurement il ne présentait rien d'anormal : la pupille se contractait sympathiquement avec celle de l'œil gauche.

Ici le professeur, pour expliquer cette cécité soudaine, passe en revue les diverses affections qui peuvent abolir rapidement les fonctions visuelles, l'apoplexie du corps vitré, le décollement de la rétine, l'hémorrhagie de la choroïde, même foudroyante, l'amaurose par compression intra-oculaire, l'infiltration de la rétine et de la papille, et fait remarquer que dans ces affections la vue persiste pendant quelque temps, si minime qu'elle soit.

Il continue : En examinant le malade à l'ophthalmoscope, je fus surpris de voir, chose que jamais je n'ai observée dans une cécité complète et soudaine, les milieux réfringents parfaitement transparents, la papille complétement pâle et ses vaisseaux réduits à leur plus petit volume; les gros troncs artériels ressemblaient, sur la rétine, à des lignes très-minces; les branches devenaient de plus en plus fines, et les ramifications principales invisibles. Les veines présentaient une disposition irrégulière, et, bien que partout plus minces qu'à l'état normal, offraient un calibre plus gros vers le pôle postérieur que dans les autres points. Dans l'œil gauche, les vaisseaux de la rétine et de la papille avaient conservé leur état physiologique.

Ici encore le savant ophthalmologiste passe en revue plusieurs maladies qui peuvent produire cette altération des vaisseaux : aucune ne peut lui expliquer ce qu'il a sous les yeux. Les considérations dans lesquelles entre M. de Graefe, très-intéressantes au point de vue du diagnostic différentiel, sont trop étendues pour que nous les reproduisions ici. (Nous renvoyons aux n°s 15, 16, 20, 21, du journal *Wiener Allgemeine medizinische Zeitung*, 1859.)

Il ne me reste plus à penser, continue M. de Graefe, en interrogeant mes connaissances, qu'à un obstacle dans les artères elles-mêmes.

Dans toutes ces sortes d'affections, suivant l'opinion de M. Virchow, il faut examiner le cœur. En appliquant l'oreille sur la région précordiale du malade, j'entendis pendant la systole un bruit de souffle très-fort, allongé, qu'on pouvait suivre jusque dans les carotides. M. le professeur Traube examina le malade et diagnostiqua un rétrécissement des valvules aortiques, et probablement une maladie récente (endocardite). Nous savons que dans les affections cardiaques, causées par une endocardite existant encore, l'oblitération des vaisseaux par une embolie se produit facilement; mais, en dehors de cette condition, quand la lésion des valvules résulte d'une altération ancienne, la production de l'embolie n'est pas le moins du monde empêchée; ainsi donc l'état actuel du cœur, coïncidant avec l'abolition de la vue et l'absence presque complète de sang dans les vaisseaux rétiniens, nous autorisa à admettre, comme cause de la cécité subite, l'obstruction de l'artère centrale de la rétine par une embolie; car la circulation dans la choroïde est parfaitement normale.

Le lendemain, 9 décembre, nous avons de nouveau examiné le malade, et, pendant l'examen ophthalmoscopique, notre attention se porta sur un phénomène curieux de la circulation : nous observâmes, dans la veine qui se dirigeait en haut et en dedans (image renversée), et qui était la plus grosse, que le sang était distribué inégalement, de telle sorte que des parties étaient médiocrement pleines de sang, et que d'autres étaient complétement vides; en regardant plus attentivement, on voyait le sang contenu dans la veine présenter la forme d'un chapelet, dont les grains mobiles tantôt s'avançaient, comme poussés par un choc, vers le nerf optique, tantôt au contraire restaient complétement immobiles.

Pendant ces mouvements, il arrivait quelquefois que des parties vides restaient intercalées entre d'autres parties pleines de sang, sans changer de place; mais le plus souvent le sang s'écoulait en partie dans les espaces vides; ce phénomène était surtout remarquable dans la portion de la veine située à 2 ou 3 lignes au delà de la papille : là, en effet, on voyait souvent un engorgement subit et une progression des cylindres sanguins vers le nerf optique, jusqu'à une certaine limite, au delà de laquelle était un nouveau vide plus ou moins complet. La portion papillaire de veine paraissait parfaitement vide; dans les efforts les plus énergiques de la circulation seulement, le sang y pénétrait pour se jeter dans la veine centrale, et très-exceptionnellement la remplissait. Ce phénomène se produisait jusqu'à la partie moyenne de la rétine.

Le jour suivant, j'observai les mêmes phénomènes dans la veine située en bas et en dehors (image renversée), et, quelques jours plus tard, dans toutes les veines, mais surtout dans la veine située en haut et en dedans. Dans ce point, la perception quantitative de la lumière était légèrement possible; cette perception se confirma de plus en plus les semaines suivantes, mais la localisation ne se montra pas dans un rapport constant avec les phénomènes circulatoires de la rétine.

M. de Graefe suppose que ce mouvement alternatif d'engorgement et de déplétion dans les veines est dû ou à un ramollissement partiel du thrombus, ou à la circulation par un vaisseau collatéral, ou enfin aux mouvements alternatifs de gonflement et de dégonflement des vaisseaux choroïdiens.

Une semaine après l'examen ophthalmoscopique, la région de la *macula lutea* n'était plus à l'état normal; on apercevait la rétine au travers d'un voile qui devenait plus épais de jour en jour, et, le 12 décembre, la membrane sensitive paraissait comme infiltrée, grise, blanchâtre, et tout à fait opaque. Les parties les plus voisines de la *macula lutea* ressemblaient à une tache d'un rouge vif, couleur cerise, au milieu de la membrane infiltrée; les parties altérées de la rétine se perdaient insensiblement dans les parties saines, au point de ne pas permettre de délimitation. Cependant on pouvait constater que l'infiltration devenait plus épaisse dans toutes les directions, à partir de cette plaque rouge qui occupait la *macula lutea*. Dans le voisinage immédiat du nerf optique, la rétine était médiocrement altérée; avec plus d'attention et à un plus puissant grossissement, on voyait les parties troubles de la rétine contenant un agrégat de cellules. La plaque rouge que nous avons signalée plus haut s'explique par l'absence d'infiltration et d'opacité en cet endroit de la rétine; la présence des vaisseaux choroïdiens, vus par transparence, donne à ce point une couleur rouge qui contraste avec celle des parties voisines.

Traitement. Le premier moyen thérapeutique que M. de Graefe jugea utile fut d'attirer dans l'œil une plus grande quantité de sang. Pour cela, deux saignées furent pratiquées à la région temporale, et n'amenèrent aucun résultat. Il eut alors recours à la paracentèse de l'œil et à l'iridectomie, qui, diminuant la compression intra-oculaire de l'œil, comme dans le glaucome, déterminèrent un afflux plus considérable de sang dans le globe oculaire. Quelques jours après l'opération, M. de Graefe observa :

1° Que les vaisseaux étaient plus remplis de sang, du moins pour quelque temps, et que ceux de la papille ne différaient plus beaucoup de ceux de la rétine, au point de vue de la plénitude. Le phénomène circulatoire que nous avons signalé plus haut se montrait encore, mais à un degré moindre.

2° Que l'infiltration rétinienne avait diminué beaucoup, à tel point que, en peu de jours, les parties blanches et opaques étaient devenues plus pâles et tellement transparentes, qu'on voyait la couche pigmentaire de la choroïde. Pendant que l'infiltration rétinienne diminuait, la tache jaune se montrait sous une couleur brune claire, qui ne différait pas beaucoup de celle des parties voisines.

Quatorze jours après l'iridectomie, il ne restait que des traces légères de l'affection rétinienne; les parties de la rétine, auparavant si fortement altérées, étaient marquées par un cercle d'un gris clair. Les artères étaient restées filiformes ou à peine un peu plus grosses qu'avant l'opération. Les veines avaient considérablement perdu de leur calibre partout, mais principalement sur la papille et dans son voisinage. Celle-ci était opaque et d'un blanc mat, signes d'une atrophie des éléments du nerf optique. Quant aux fonctions visuelles, le malade voyait la main s'agiter dans une portion restreinte du champ de la vision du côté temporal.

Enfin, dans ces deux dernières semaines, j'ai de nouveau examiné le malade, et j'ai trouvé autour de la *macula lutea* des points isolés, plus ou moins grands, d'un blanc pâle, et entre lesquels la substance rétinienne était parfaitement claire.

Je crois, dit en terminant M. de Graefe, que ces changements resteront définitifs, car je les ai vus persister dans quelques cas d'une cécité subite dont la marche était analogue à celle-ci.

Disons, pour terminer, que le malade reprit ses forces, et qu'on peut entendre encore le souffle cardiaque.

Telle est l'observation avec ses détails les plus importants. J'ai dû négliger les nombreuses et intéressantes considérations sur lesquelles s'est étendu M. de Graefe. Peut-être l'observation semblera-t-elle déjà un peu longue; mais j'ai pensé qu'elle avait, au point de vue de la marche de l'affection qui nous occupe, assez de valeur pour mériter de n'être pas écourtée davantage.

Absence complète des vaisseaux rétiniens.

Cette altération du système circulatoire est des plus rares; elle est du reste absolument rebelle à tout moyen thérapeutique. Nous ne pouvons en donner une meilleure idée qu'en citant l'observation suivante, publiée par M. de Graefe dans les *Annales d'oculistique,* 1855, p. 144.

Un enfant de 2 ans, pour lequel l'auteur fut consulté, présentait un strabisme convergent de l'œil droit qui devait exister depuis la naissance. Cet œil, ayant été examiné avec soin, parut être complétement privé de toute faculté visuelle. Les milieux réfringents, ainsi que la choroïde peu riche en pigment, étaient sains; l'insertion du nerf optique, au contraire, plus blanche qu'à l'ordinaire, semblait formée d'une substance tendineuse extrêmement opaque. A son grand étonnement, M. de Graefe ne put rencontrer aucun vestige de vaisseaux soit dans cet endroit, soit dans le reste de l'étendue de la rétine.

Bien que l'absence complète des vaisseaux de la rétine doive être considérée comme une chose rare, leur développement incomplet ne semble pas l'être au même degré dans l'amblyopie amaurotique congénitale.

Anévrysme de l'artère centrale de la rétine.

Pour compléter ce qui a rapport aux altérations des vaisseaux de la rétine, nous dirons que l'anévrysme de l'artère centrale a été observé deux fois. Le professeur Schmiedler, de Fribourg, possède une pièce anatomique provenant d'une princesse qui avait été longtemps aveugle ; elle ne voyait qu'un peu en bas ; l'anévrysme existait dans les deux yeux et comprimait les nerfs optiques.

M. de Graefe a publié un cas semblable. Une femme avait perdu la vue après avoir éprouvé de la photophobie et une sensation de pulsations dans l'orbite ; l'artère centrale avait acquis le volume d'un brin d'herbe, et les veines étaient variqueuses.

Telles sont les altérations que peuvent subir les vaisseaux de la rétine ; on voit que, pour la plupart, elles sont consécutives à d'autres lésions. C'est donc sur ces dernières que devra porter principalement le traitement.

Mais, quand la maladie première a eu une certaine durée, les altérations vasculaires que nous avons signalées sont arrivées à un degré qui brave tous les efforts thérapeutiques.

RÉTINITE AIGUË.

La rétinite, ainsi que son nom l'indique, est l'inflammation de la rétine. La rétinite aiguë est une forme de cette affection, caractérisée par l'acuité des symptômes inflammatoires et la marche rapide de la maladie.

Nous diviserons la rétinite aiguë en deux variétés : la rétinite aiguë franche ou inflammatoire proprement dite, et la rétinite spécifique.

La description de chacune de ces variétés montrera qu'elles diffèrent par des caractères bien tranchés, caractères tirés de leurs causes, de leur marche et de leur traitement.

Rétinite aiguë franche.

L'inflammation aiguë de la membrane sensitive de l'œil est une affection excessivement rare ; toutefois elle a été observée, et sa description est possible. Cette altération de la rétine peut être primitive, mais ce cas est le plus rare ; le plus ordinairement elle est consécutive à une inflammation des membranes voisines; enfin elle est quelquefois symptomatique d'une affection cérébrale.

La rétinite aiguë franche débute d'une manière rapide, foudroyante; le malade qui en est atteint accuse une douleur extrêmement vive dans la tête et dans le fond de l'orbite; la sensibilité de l'œil est arrivée à son plus haut degré, et la moindre excitation de la lumière se traduit par une atroce souffrance, et provoque des larmes abondantes ; des apparitions lumineuses de couleurs diverses passent devant les yeux, même lorsque ceux-ci sont fermés, et le malade, pour éviter ces images, sources de douleurs, fuit le jour et cherche les endroits les plus obscurs. La douleur a dans cette affection un caractère tout particulier : c'est, comme nous le verrons dans les deux observations citées plus loin, une sensation de tension douloureuse ; il semble que l'œil est trop plein, et que ses membranes vont céder.

A un degré plus élevé, la pupille se contracte vivement, la sclérotique est injectée, et bientôt l'inflammation s'étend à toutes les membranes de l'œil : une réaction générale répond à cette recrudescence, une fièvre intense s'allume, et le malade est en proie à une anxiété extrême. D'autres fois l'inflammation marche vers la résolution ; un dépôt de lymphe plastique sur la rétine détermine une amaurose plus ou moins complète. Dans les deux cas, la douleur et la photophobie intenses, les visions lumineuses, symptômes généraux de cette affection, diminuent peu à peu et finissent par disparaître.

Quelquefois la rétinite aiguë n'a pas une marche aussi rapide, ni des phénomènes d'acuité aussi marqués : l'observation suivante en est un exemple, mais elle est surtout intéressante au point de vue anatomo-pathologique. Elle montre un dépôt de lymphe plastique non-seulement sur la rétine, mais dans le tissu même de cette membrane. Nous avons examiné avec beaucoup d'attention les pièces anatomiques relatives à cette observation, pièces conservées dans le musée ophthalmique de Londres.

Jacques Wallace, âgé de 26 ans, malade du Dr Churchill, fut blessé, il y a seize mois, à l'œil droit par un morceau de fer. Il resta quatre semaines à l'hôpital de Guy. Quand la douleur et la rougeur disparurent, la vue resta trouble, quoique le malade pût lire.

Il y a quatorze jours, il prit froid : l'œil s'enflamma spontanément et la perte de la vue s'ensuivit. Les paupières étaient alors œdématiées et rouges, la conjonctive ecchymotique, la cornée transparente ; il y avait du sang dans la chambre antérieure, et l'iris était à peine visible. La lumière n'était pas perçue. On fit à la cornée une incision par laquelle s'écoula un liquide jaunâtre avec des flocons de lymphe. Le globe se déprima légèrement. La douleur et le gonflement persistant, on excisa le globe. L'opération fut difficile, à cause des nombreuses adhérences entre les muscles, la capsule et la sclérotique. Il s'échappa pendant l'excision un peu du contenu du globe à travers l'ouverture de la cornée.

État des yeux avant l'excision. L'œil gauche paraît normal.

OEil droit : la lumière n'était pas perçue; mouvements douloureux, cornée légèrement opaque ; l'iris, en contact avec la cornée, avait une apparence d'un brun rougeâtre ; la pupille était dilatée, fixe, pressée par une masse jaune parsemée de taches de sang.

État de l'œil droit après l'excision. Une grande quantité de pus et de liquide transparent s'était écoulée par l'incision de la cornée et à travers une ouverture provenant de la section d'une portion du nerf optique et de la sclérotique. Cela arrive quelquefois quand l'œil a une forme allongée, et c'était le cas, le globe ayant été tiré en avant afin de permettre de diviser le nerf optique. Du pus, de la fibrine, et de nombreux vaisseaux sanguins, occupaient le champ pupillaire ; les vaiseaux existaient aussi sur la surface de l'iris infiltré. Les muscles et le tissu sous-conjonctival adhéraient à la sclérotique, qui avait son épaisseur normale. A la surface interne adhérait une grande quantité de pigment brun.

Le globe fut divisé latéralement. La choroïde et la rétine paraissaient épaissies par les produits inflammatoires déposés sur leurs surfaces. L'espace vitré était occupé par une masse jaune membraneuse, d'une densité égale dans toute son étendue (fibrine, pus, membrane hyaloïde). La surface qui regarde la rétine était formée par une membrane translucide, jaunâtre (est-ce la membrane hyaloïde infiltrée?), que l'on détachait facilement de la rétine jusqu'à l'*ora serrata.* La choroïde, les parois ciliaires, l'iris et la portion de l'espace vitré qu'ils entourent, étaient intimement unis et infiltrés de produits inflammatoires. Ces produits, s'avançant par la pupille, étaient en contact avec la cornée; on ne trouvait pas le cristallin.

Choroïde. La surface en rapport avec la sclérotique était d'un brun foncé; la surface rétinienne était couverte de produits inflammatoires jaunes, sur lesquels étaient éparses des taches brunes (pigment hexagonal). La surface coupée paraissait jaune; cette coloration était due probablement à l'infiltration du tissu.

Rétine. Les produits inflammatoires faisaient paraître la rétine épaissie et d'un jaune sale. La surface choroïdienne était parsemée de taches brunes (cellules hexagonales).

Le dépôt inflammatoire sur les surfaces choroïdiennes et rétiniennes était remarquable par son extrême vascularité, proportionnée à l'épaisseur de ces tissus et plus considérable près de la pupille. La vascularité paraît sous forme de taches rouges (capillaires) et de grands vaisseaux tortueux. Le plus grand nombre de vaisseaux se trouvaient dans le dépôt inflammatoire, entre la choroïde et la rétine. On détachait facilement la rétine de la choroïde. Les cellules de pigment hexagonal restent attachées partie à la choroïde, partie à la rétine.

Les moitiés du globe, conservées dans de la naphte et de l'eau, n'ont pas changé de couleur. Le contenu de l'espace vitré a été en quelque sorte repoussé vers l'*ora serrata.* Une petite ouverture se voit dans l'une des moitiés, là où la sclérotique et la choroïde sont en contact. La rétine, détachée, adhère au contenu de l'espace vitré et est aussi repoussée vers l'*ora serrata.* Dans l'autre moitié, la choroïde a été aussi partiellement détachée.

Examen microscopique. — Humeur vitrée. Pas de traces des cellules normales de l'humeur vitrée : l'espace est occupé par une masse membraneuse jaune. Les membranes se composent de fibres délicates dans lesquelles des cellules granuleuses sont suspendues, les mêmes que celles qui composent les liquides contenus dans l'espace vitré (lymphe). Les cellules diminuent légèrement de grandeur, et leur contenu devient plus granuleux et moins distinct lorsqu'on ajoute de l'acide acétique pur.

Rétine. On voit des bâtonnets, des bulbes, des fibres nerveuses. La rétine est proportionnellement et fortement infiltrée par des cellules granuleuses, qui ici paraissent plus petites. La rétine est très-vasculaire, surtout la surface choroïdienne, qui, dans certains endroits, paraît comme un drap rouge. Quelques-unes des cellules hexagonales restent attachées à la rétine quand on sépare celle-ci de la choroïde. On voit distinctement les mêmes cellules granuleuses, qui infiltraient la rétine et l'espace vitré, circulant avec l'hématine dans les vaisseaux qui se ramifient dans la rétine infiltrée.

Les causes qui peuvent produire la rétinite aiguë franche sont : l'action prolongée d'une vive lumière; le passage brusque d'un endroit obscur dans un autre très-éclairé; les inflammations des membranes oculaires, une iritis, une choroïdite; les plaies ou les contusions du globe de l'œil, les inflammations des méninges. La lecture ou l'écriture prolongée peuvent aussi déterminer cet accident; il en est de même de l'examen de trop longue durée à l'aide de certains intruments d'optique, le microscope, par exemple.

M. Arlt rapporte un exemple de rétinite déterminée par la lecture prolongée ; la *Gazette médicale de Londres* a publié, en 1844, une observation de W. Cooper, dans laquelle on constate l'influence du microscope sur la production de cette maladie.

Nous citons ces deux observations, parce qu'elles donnent une bonne idée de la marche de la maladie et de son traitement.

Voici celle de M. Arlt :

Un jeune homme, employé du gouvernement à Vienne, d'une constitution bonne et robuste, avait consacré toute sa journée à un travail très-actif de lecture et d'écriture, à la suite duquel il avait éprouvé une fatigue de la tête et des yeux. Le soir, il assista à des représentations d'optique données par un artiste, et admira surtout un lever de soleil qu'il considéra longtemps de l'œil droit au travers d'une lentille convexe. Lorsqu'il s'éloigna, son œil était douloureux. Il passa le reste de la soirée dans un salon illuminé et but un verre de punch. Dans la nuit, il fut réveillé par des maux de tête étourdissants, des douleurs de l'œil qui lui semblaient produites par des coups rapides de lancette, et une sensation de trop-plein dans le globe oculaire. Les douleurs s'accrurent; des éclairs, des apparitions lumineuses, se multiplièrent, et la photophobie devint si intense que le malheureux jeune homme fut contraint d'éteindre sa lampe. Beer fut appelé de bonne heure : il trouva l'œil sensible au moindre attouchement; le plus petit mouvement de l'organe augmentait la douleur. Tout ce que Beer put voir dans le demi-jour, c'est que la pupille était fort contractée et qu'il n'y avait pas de rougeur dans l'œil. Le malade assura qu'il voyait beaucoup moins de l'œil droit. Les phénomènes inflammatoires étaient très-intenses. Beer fit pratiquer sur-le-champ une saignée abondante, appliquer sur le front et derrière l'oreille droite bon nombre de sangsues, de la glace sur la tête, ordonna des frictions sur la région des yeux avec une pommade mercurielle, et prescrivit un purgatif qui détermina plusieurs selles. Le malade se sentit soulagé. Beer fit répéter à midi la saignée générale et les sangsues; il réussit à enrayer l'inflammation et à restituer au malade la vue, qui, une heure plus tard, eût peut-être été perdue à tout jamais. L'amblyopie qui subsista fut combattue par un simple régime diététique.

Voici l'observation publiée par W. Cooper :

M. G....., étant occupé, le 29 mars 1844, à reproduire, à l'aide d'un fort microscope, les nerfs de la langue, examina la préparation terminée au moment même où elle était éclairée de toute la lumière solaire. Aussitôt l'œil devint le siége d'une douleur si violente, que M. G.... fit un soubresaut, poussa un grand cri. Pendant vingt minutes environ, il ne vit rien que le spectre du soleil; ensuite cet état disparut, ainsi que la douleur, et il put continuer son travail. L'œil demeura sensible jusqu'au soir. Un jour après, toute douleur avait cessé, et M. G..... se remit à l'œuvre commencée. Il éprouva la même chose que le jour précédent : les rayons lumineux concentrés par le réflecteur du microscope furent projetés dans l'œil, et y produisirent une douleur vive et pénétrante; le même spectre reparut; la photophobie était extrême. Ces symptômes ne firent que s'accroître pendant la nuit; un jour après, le malade éprouvait une sensation de tension excessive dans l'œil, comme si celui-ci allait se rompre. Des topiques réfrigérants ne procurèrent aucun soulagement. Outre la douleur, Cooper constata une grande aversion pour la lumière; la moitié supérieure de l'œil surtout était douloureuse; les larmes étaient abondantes; chaque tentative de vision amenait la production d'étincelles; l'iris était à l'état normal, la pupille rétrécie, la conjonctive peu rouge; le pouls était faible et accéléré, et le malade était si affaibli que son attention était relâchée. On le porta dans une chambre obscure. Cooper fit appliquer 12 sangsues autour de l'œil, des topiques froids, et prescrivit un purgatif. Le lendemain, une amélioration assez sensible fut constatée. Frictions avec onguent mercuriel opiacé; à l'intérieur, pilules mercurielles avec ciguë, et de temps en temps tartre stibié. Amélioration considérable. Quinze jours après, l'œil était sans douleurs, la lumière solaire était seule difficilement supportée; néanmoins la faiblesse générale était encore grande. On prescrivit un demi-grain de quinine deux fois par jour, et une diète légère avec alimentation animale; frictions mercurielles; dérivatifs derrière l'oreille; collyre légèrement astringent. L'œil reprit ses fonctions; la vision d'étincelles persista néanmoins dans le cas de surexcitation. Peu à peu ces symptômes disparurent, la santé générale s'améliora, et aujourd'hui, M. G..... est parfaitement guéri.

De ces deux observations nous pouvons conclure que la rétinite aiguë franche est une affection très-sérieuse, mais que la guérison en est possible, et même assez rapide, si l'on a recours à temps aux moyens thérapeutiques efficaces.

En première ligne se placent les antiphlogistiques. Nous pensons qu'il faut toujours avoir recours aux émissions sanguines et n'être pas retenu par l'état de débilité du malade. Il sera plus facile de remédier à cette débilité qu'il ne sera possible plus tard de rendre à la rétine les fonctions dont l'inflammation l'aura privée.

Comme utiles adjuvants, viennent les frictions mercurielles, les topiques réfrigérants, les dérivatifs.

Rétinite syphilitique.

La diathèse syphilitique se traduit à l'extérieur par des phénomènes variés qui ont cependant un cachet tout particulier, un caractère spécifique. Si on parcourt le champ nosologique, on voit que nulle partie de l'organisme n'est à l'abri de cette affection.

Dans les affections du globe oculaire, l'influence causale de la syphilis a été longtemps méconnue. Depuis Beer, cependant, on décrit dans tous les traités de pathologie externe une variété d'iritis primitive, qui suit la marche de l'iritis inflammatoire proprement dite, et reconnaît pour cause la diathèse syphilitique, comme le démontre le traitement; on en a fait l'iritis syphilitique primitive.

Benjamin Bell et M. Pétrequin ont observé l'inflammation de la cornée sous la même influence spécifique; les deux observations sont rapportées par M. Lagneau fils, dans son livre *des Maladies syphilitiques du système nerveux*, obs. 56 et 104.

Dernièrement j'ai eu l'occasion de voir, à l'hôpital royal ophthalmique de Londres, une fille de 12 ans, qui présentait une kératite syphilitique aiguë héréditaire, qui fut traitée par des frictions mercurielles sur le front, et l'iodure de potassium à l'intérieur. M. le Dr Bader m'a affirmé que cette maladie est très-commune à Londres, et qu'on en observe deux ou trois cas chaque semaine.

Lallemand, de Montpellier, selon M. Courty, observa une cataracte dont la nature syphilitique fut montrée par le traitement. Voici le fait.

Un capitaine de vaisseau, ayant la vue obscurcie, consulta un médecin qui reconnut une cataracte bien prononcée; l'opération fut décidée. Comme le malade était en même temps atteint d'une maladie vénérienne, on traita celle-ci d'abord; mais, à mesure que le traitement avançait et que les symptômes syphilitiques disparaissaient, le cristallin, de son côté, reprenait sa limpidité, et, à la fin du traitement, le malade avait parfaitement recouvré la vue. (Lagneau fils, *loc. cit.*, obs. 131.)

«Nous ne voyons, dit M. Ricord, aucune impossibilité à ce que la cataracte devienne la conséquence de l'action du principe syphilitique sur le cristallin lui-même ou sur la membrane cristallinienne seulement.» C'est dans ce dernier cas, à notre avis, que se trouvait le malade de Lallemand.

Le caractère syphilitique n'est donc refusé aujourd'hui par aucun chirurgien à certaines affections des membranes externes de l'œil; le même caractère se rencontre-t-il dans les maladies des membranes internes? La réponse n'était pas possible tant que le fond de l'œil restait inaccessible à l'examen objectif; aujourd'hui que cet examen est facile, la pathologie s'est enrichie de nouveaux faits bien observés, et on a pu mieux connaître la nature des affections des parties profondes. L'observation suivante de MM. Diday et Rollet, publiée en 1858, et rapportée par M. Lagneau fils, montrera bien, croyons-nous, l'impuissance des signes extérieurs ou fonctionnels à traduire la nature de la lésion et l'utilité de l'ophthalmoscope.

Pierre X..... contracta un chancre le 10 octobre 1857. Éruption papuleuse sur tout le corps, pustules du cuir chevelu, alopécie. — Traitement général mercuriel et pommade au proto-iodure.

Le 20 décembre. Étrange sensation de froid à la tête, suivie d'une paralysie de la face du côté gauche; bourdonnements dans l'oreille du même côté; diminution de l'ouïe; pesanteur de tête. — Nouveau traitement.

13 juin 1850. Les symptômes encéphaliques sont les mêmes; la contractilité électrique est abolie du côté paralysé de la face, et la sensibilité y est diminuée. Du même côté la vue est troublée. A l'examen ophthalmoscopique, on constate une choroïdite et une hyperémie papillaire. — Traitement iodure.

L'ophthalmoscope a montré, tantôt sur la choroïde, tantôt sur la rétine, des produits plastiques d'origine syphilitique, et M. Follin pense que la choroïdite exsudative syphilitique n'est pas aussi rare qu'on pourrait le croire. Nous partageons tout à fait cette opinion: disons même, en passant, que la plus grande partie des altérations de la vue ont pour origine des lésions de cette membrane.

Nous avons dit plus haut que l'iritis spécifique est toujours primitive; il en est de même de la rétinite syphilitique; nous en possédons une observation intéressante :

Au mois de mars 1860, L....., du Mans, se présente au dispensaire de M. Chassaignac, et se plaint d'une photophobie très-prononcée.

Le malade, âgé de 28 ans, dessinateur pour dentelles, est bien constitué, d'un tempérament sanguin, et a joui d'une excellente santé jusqu'à il y a huit mois, époque à laquelle il contracta un chancre. La lésion était située sur le gland; traitée par des lotions de vin aromatique, elle marcha rapidement vers la guérison. Sur ces entrefaites, les ganglions s'engorgèrent; on sentit bientôt la fluctuation, et les bubons furent incisés. Un traitement mercuriel fut institué et agissait très-efficacement, quand parurent les symptômes d'une fièvre intermittente. Le traitement fut suspendu; l'administration du sulfate de quinine fit justice, pour un temps, des symptômes de cette affection intercurrente, et la médication antisyphilitique fut reprise. Réapparition de la fièvre intermittente, et nouvelle suspension des mercuriaux qu'on prescrit de nouveau après que la fièvre a complétement disparu.

En somme, le malade avait suivi pendant deux mois, et à trois reprises, un traitement mercuriel, et, quatre mois après avoir contracté son chancre, il retournait à son travail, ne présentant plus de signes de syphilis.

Deux mois après, de la courbature, des maux de tête, se firent sentir, acompagnés d'une excessive sensibilité des yeux à la fatigue. Depuis, la lumière est devenue de plus en plus insupportable, et, pour la fuir, le malade se cache dans les endroits les plus obscurs. Le jour, dit-il, est le plus cruel supplice qu'on puisse lui faire subir; cependant il lit encore un journal, en tournant le dos à la fenêtre qui éclaire l'appartement.

Tel est le récit du malade lorsqu'il vient au dispensaire. Ses yeux ne présentent extérieurement rien de pathologique: ni rougeur ni gonflement; la pupille se contracte bien. Si le malade se tourne vers le jour, il accuse une sensation extrêmement douloureuse. Je l'engage à se laisser examiner à l'ophthalmoscope, et je fais dilater la pupille. Aussitôt que les rayons lumineux pénètrent dans l'œil, il se plaint d'une douleur excessive; mais, comprenant que l'examen est fait dans son intérêt, il se résigne courageusement. Je distingue alors très-nettement une vive rougeur de la rétine ainsi que de la papille, et une augmentation considérable du nombre des vaisseaux; je diagnostique une rétine aiguë. Toutefois, ne voyant pas là les causes qui produisent d'ordinaire la rétinite aiguë franche, je fais avec soin l'inspection du corps, et je reconnais une syphilide papuleuse bien caractérisée, qui fut constatée par l'habile chirurgien M. Chassaignac.

Si l'on rapproche cette observation de celles que nous avons citées à propos de la rétinite aiguë franche, on verra, je pense, que cette dernière affection se distingue par des caractères étiologiques qu'on ne retrouve pas ici.

Ce dernier malade, en effet, avait joui, jusqu'à l'époque de sa contamination, d'une santé excellente; jamais il n'avait éprouvé du côté de la vision le moindre trouble fonctionnel. Ce n'est pas dans sa profession, non plus, que l'on peut aller chercher la cause de l'affection dont il est atteint; il fait des dessins pour dentelles, et, de l'aveu du malade, ce travail n'a rien de fatigant pour les yeux; il ne se souvient d'aucune circonstance qui puisse être soupçonnée comme cause de rétinite. D'un autre côté, la maladie s'est montrée simultanément à l'affection syphilitique; sous l'influence du traitement mercuriel, la diathèse était restée cachée, puis, au bout de quatre mois, elle se montre sous forme d'éruption papuleuse d'une part, et d'autre part, sous forme de rétinite aiguë syphilitique.

Le traitement enfin est venu apporter un puissant élément de certitude sur la nature de la rétinite. Le malade, entré le lendemain dans le service de M. Chassaignac, y fut soumis à un traitement antisyphilitique très-énergique : 3 pilules de Sédillot chaque jour, 3 bains de bichlorure de mercure par semaine. Au bout de trois semaines de traitement, la rétinite et les papules avaient disparu, et le malade quittait l'hôpital. Toutefois on lui fit promettre de continuer à prendre ses pilules. Examinée à l'ophthalmoscope, la rétine ne présentait alors aucune des altérations reconnues un mois auparavant.

Nous croyons donc, en résumé, que la rétinite aiguë spécifique existe bien réellement, et que son pronostic et son traitement diffèrent complétement de ceux de la rétinite aiguë franche. Sa marche est un peu moins rapide que celle de cette dernière; elle est généralement chronique, analogue à celle de la la rétinite congestive. Bien que l'affection n'ait pas été signalée dès son début, on peut espérer une terminaison heureuse. On possède, en effet, des moyens précieux, les antisyphilitiques, qui font disparaître l'affection en attaquant la cause spécifique qui lui a donné naissance. Aussi croyons-nous que la rétinite syphilitique aiguë est moins grave que la précédente.

L'anatomie pathologique de cette maladie fait encore défaut; nous espérons que cette lacune sera comblée par les habiles chirurgiens des hôpitaux qui s'occupent avec zèle d'ophthalmologie.

Rétinite congestive, ou hyperémie de la rétine et de la papille du nerf optique.

La papille du nerf optique n'est autre chose, ainsi que nous l'avons dit en la décrivant, que l'origine de la rétine; elle participe le plus souvent à ses altérations : nous décrirons donc en même temps l'hyperémie de la rétine et celle de la papille.

La congestion ou hyperémie de la rétine, qu'on désigne aussi sous le nom de rétinite chronique, est, comme son nom l'indique, un état pathologique caractérisé par un afflux de sang dans la rétine plus considérable qu'à l'état normal et se traduisant par un trouble plus ou moins marqué de la vision.

Cette affection est l'une des plus fréquentes de la rétine; mais son existence n'est bien reconnue que depuis la découverte de l'ophthalmoscope, ce qui explique le silence à son sujet des anciens auteurs. Elle était en effet confondue avec d'autres sous les noms d'amblyopie et d'amaurose; on la distinguait en sthénique et asthénique, selon que le malade avait une prédisposition plus ou moins marquée à la pléthore ou à l'anémie. L'examen ophthalmoscopique a montré la fausseté de cette manière de voir, et a fait reconnaître comme caractère constant une réplétion vasculaire, une hyperémie.

L'hyperémie de la rétine et de la papille présente deux degrés :

1° L'hyperémie partielle,

2° L'hyperémie générale.

1° L'hyperémie partielle peut ne se rencontrer que sur un point de la rétine autre que la papille; mais le plus souvent celle-ci participe à l'altération. Alors elle a perdu sa couleur d'un blanc brillant, et en a pris une rougeâtre. En l'examinant avec soin, on reconnaît que ce changement est dû à de petits vaisseaux situés à côté des vaisseaux centraux, d'un calibre moindre que ceux-ci, et qui, partis du centre de la papille, vont, au delà de sa périphérie, se perdre dans la rétine. Quelquefois une seule moitié de la papille présente cet aspect; l'autre a conservé sa coloration ordinaire. Lorsque la rétine est hyperémiée, la lésion peut affecter différentes formes. M. de Graefe en a signalé deux : la première, celle d'un triangle dont la base est tournée vers l'*ora serrata*, et le sommet dirigé vers la papille; la seconde, celle de petits îlots disséminés, produits par des vaisseaux de nouvelle formation.

2° Dans le second degré, ou hyperémie générale, le fond de l'œil est rouge; il réfléchit beaucoup moins la lumière qu'à l'état physiologique; la papille est recouverte par de petits vaisseaux qui vont se perdre au loin en dehors de sa périphérie, et ont le calibre et la forme du cercle péricornéal. Il est impossible de la découvrir; on ne peut que deviner sa position, en suivant, jusqu'à leur origine, les vaisseaux rétiniens propres, qui tranchent par leur turgescence et leur diamètre plus considérable sur les petits vaisseaux hyperémiques.

Dans le reste de son étendue, la rétine, examinée par le procédé de l'image renversée, ne présente rien de particulier; mais le procédé de l'image droite a fait voir à M. Ad. Jæger des lignes régulières, et dont la nature n'est pas expliquée, qui partaient du cercle de rayons produit par les petits vaisseaux autour de la papille, et se dirigeaient vers l'*ora serrata*.

Dans l'hyperémie du second degré, la choroïde participe à l'inflammation, et les vaisseaux congestionnés peuvent être aperçus au travers des parties de la rétine restées saines.

Tels sont les phénomènes que montre l'ophthalmoscope : voyons par quels symptômes ils se traduisent.

Symptômes. — Nous décrirons séparément les symptômes du premier degré et ceux du second.

Dans l'hyperémie partielle, les malades distinguent d'abord parfaitement les petits objets; puis, au bout de quelques instants, leur vue se trouble, et ils éprouvent dans l'œil une douleur sourde, quelquefois lancinante, et une impression de chaleur dans le globe oculaire. Les paupières deviennent dures et douloureuses; le malade y porte involontairement la main, et le frottement semble lui procurer du soulagement; mais la douleur reparaît bientôt avec la même intensité. La vue se trouble de plus en plus; et, si le malade veut lire ou travailler devant des objets fins ou brillants, des maux de tête, des éblouissements, ne tarderont pas à se montrer. Bientôt les objets apparaissent dans une telle confusion que tout travail est impossible; il faut le suspendre, et, si le sujet veut le reprendre au bout de quelque temps, les mêmes phénomènes se reproduisent.

En ce moment encore, sous l'influence du repos, tous ces symptômes peuvent s'évanouir; mais, si le malade s'obstine au travail, l'hyperémie fait des progrès, la pupille se resserre, tout en conservant sa mobilité, l'œil devient luisant, la sclérotique quelquefois est le siége d'une injection extrêmement fine, qui se montre tout autour de la cornée, sous forme de milliers de petits vaisseaux qui vont en s'irradiant.

Alors il n'est que temps pour le malade de cesser toute occupation et d'éviter de regarder les objets petits ou bien éclairés; il peut encore espérer que tous ces accidents disparaîtront. Dans le cas contraire, on observe les signes de l'hyperémie au second degré.

Dans le second degré, les symptômes que nous venons d'indiquer augmentent d'intensité. La douleur rend toute lecture impossible; les petits objets ne peuvent plus être distingués, ils semblent cachés derrière un nuage; la lumière est insupportable, et le malade se cache les yeux et recherche les endroits obscurs.

Si le mal fait des progrès, des traînées lumineuses et des mouches volantes ne tardent pas à se montrer.

Tout à coup ces symptômes cessent, quand l'inflammation, suivant son évolution, a donné naissance à de fausses membranes, qui font perdre à la rétine sa sensibilité. Alors se déclare une amaurose plus ou moins complète, qui paraît le signe du degré le plus avancé de la lésion.

Étiologie. — Les causes les plus communes de la congestion de la rétine sont les professions où l'on doit regarder de près des objets très-fins, par exemple celles d'horloger, de brodeuse; celles encore où l'œil est exposé à des reflets lumineux incessants, la lecture prolongée surtout à la lumière artificielle.

Les efforts en général, et en particulier ceux d'expulsion pendant le travail de l'accouchement, peuvent déterminer la congestion de la rétine. Chez deux femmes primipares, l'ophthalmoscope m'a fait voir cette hyperémie, accompagnée d'un trouble considérable de la vision, au moment où la tête du fœtus franchissait l'orifice vulvaire. Ce trouble dura dix minutes chez l'une, et une demi-heure chez l'autre.

Comme cause, je citerai aussi la masturbation. J'ai observé, dans le dispensaire de M. Chassaignac, un enfant de 12 ans qui, depuis l'âge de 8 ans, se livrait à cette honteuse pratique. Il était maigre, pâle, faible; les muscles de la face étaient agités par des mouvements choréiques. Il se plaignait d'avoir la vue troublée et de ne pouvoir lire pendant cinq minutes sans se reposer. L'ophthalmoscope fit voir une hyperémie de la rétine et de la papille.

La congestion cérébrale est presque toujours accompagnée de rétinite congestive. Plusieurs fois je m'en suis assuré à l'infirmerie de Bicêtre; mais, en même temps que l'affection qui lui avait donné naissance tendait à disparaître, on voyait l'hyperémie se résoudre.

Dans les hallucinations sous l'influence du haschisch, j'ai constaté cette congestion de la rétine, qui cessa en même temps que l'état d'hallucination.

Chez des hallucinés par autre cause, je n'ai jamais rencontré le même phénomène.

Les convulsions épileptiques déterminent peut-être aussi la congestion de la rétine. Voici pourquoi je dis peut-être : les épileptiques que j'ai examinés à Bicêtre sont pour la plupart adonnés à l'onanisme. C'est le soir, dans leur lit, alors que la surveillance est le plus difficile, que ces malheureux s'abandonnent à leur vicieuse habitude, et tombent ensuite dans d'horribles convulsions ; à celles-ci, succède une période de prostration, un collapsus complet, pendant lequel les pupilles du malade restent largement ouvertes. Je profitai de ce moment pour examiner le fond de l'œil d'un assez grand nombre de ces infortunés : je le trouvai extrêmement rouge, les vaisseaux choroïdiens fortement engorgés par le sang, la papille d'un rouge vif, et les vaisseaux centraux considérablement distendus, signes d'une hyperémie assez intense ; la rétine elle-même paraissait injectée. Une heure après l'attaque, la membrane sensitive avait repris son état normal.

Cette hyperémie, disons-nous, est peut-être occasionnée par les convulsions, car nous avons vu que la masturbation était aussi une cause de cet état pathologique ; cependant, chez le malade dont nous avons tout à l'heure parlé, l'hyperémie était définitive et non momentanée.

Enfin, comme causes de congestion rétinienne, citons l'inflammation des membranes externes de l'œil, les congestions de la choroïde, les maladies organiques du cœur, et l'examen trop prolongé et répété à l'aide de l'ophthalmoscope.

Durée, marche. — L'hyperémie rétinienne au premier degré cesse en peu de jours par l'effet de la soustraction du malade aux causes qui l'ont produite et par l'abstention de tout travail.

L'hyperémie au second degré exige au contraire un traitement énergique ; sa durée est longue et souvent indéterminée, et des accidents plus ou moins graves peuvent survenir.

Les deux observations suivantes, empruntées à M. Arlt, feront connaître la marche de la maladie.

1° Un capitaine, âgé de 40 ans, d'une constitution robuste, ayant les apparences d'une bonne santé, se plaint d'éprouver une diminution de la vue depuis le mois de juin 1853. L'examen de l'appareil dioptrique ne montre rien d'anormal; on ne constate aucun trouble de la réfraction ni de l'accommodation, trouble que nous trouverons dans l'observation suivante. Je remarquai, dit M. Arlt, que le malade, en s'avançant vers moi, avait une démarche un peu incertaine : il ne voyait pas double et pouvait, comme je le reconnus, lire l'écriture la plus fine, le n° 1 de Jæger, mais non d'une manière persistante; il voyait les objets éloignés situés dans l'axe de son œil, mais ne distinguait pas ceux qui étaient près de lui. La veille du jour qu'il vint chez moi, il avait été au théâtre : il n'avait pu voir le spectateur placé immédiatement devant lui. En descendant un escalier, il est toujours exposé à tomber, mais surtout au dernier degré. Lorsqu'il sort, la marche lui est plus difficile sur un chemin qui descend que sur un chemin droit ou montant. S'il veut franchir un fossé, il n'en peut apprécier la largeur. Il ne peut juger des distances, bien que, comme officier, il ait été fort exercé dans ce calcul. Dans la rue, il heurte les passants, les murs, les voitures même, et il a déjà été blessé dans une rencontre de ce genre. Souvent il ne voit pas des oiseaux voler très-près de lui, et il les distingue à une grande distance. Assis à 4 pieds devant moi, il voit ma figure en me regardant fixement, mais il ne voit pas ma main qui écrit. S'il fixe ma plume, il ne voit plus que la partie inférieure de mon visage. La périphérie du champ visuel n'est pas nettement circonscrite; elle est comme flottante et noyée dans un nuage. La vue a été autrefois un peu plus mauvaise : il ne pouvait voir en même temps les deux bords d'une route assez large pour le passage des voitures. La vue d'objets sur lesquels tombent directement les rayons solaires lui est pénible; il assure cependant qu'il voit mieux à la lueur d'une bonne lampe qu'à celle d'une bougie. Quand il passe d'un lieu bien éclairé dans un autre un peu sombre, il est plus longtemps qu'autrefois à reconnaître les objets. Le soir, avant le coucher du soleil, il éprouve une amélioration qu'il rapporte à la fraîcheur de ce moment; mais en hiver il en est de même. Son état empire au sortir de table ou après une marche. C'est à Pesth, il y a deux ans, pendant le mois de juin, qu'il a, pour la première fois, remarqué qu'il ne voyait plus distinctement les arbres d'une promenade, et qu'il ne reconnaissait plus immédiatement les personnes qui le saluaient. En entrant dans le vestibule d'une maison, il avait de la peine à trouver le bouton de la porte et la première marche de l'escalier. Le soir, il se trouvait mieux, et pensait que son affection n'était pas une maladie, mais une congestion sanguine : aussi continua-t-il à lire le soir. Cependant, à la suite d'exercices militaires, son état s'aggrava, pendant les chaleurs de l'été, à tel point que le toucher seul lui permettait de reconnaître les personnes placées auprès de lui. Les chirurgiens auxquels il s'adressa, pensant avoir affaire à une congestion, prescrivirent des ventouses, des bains froids, des eaux minérales, traitement qui eut un assez bon résultat, et permit au capitaine de faire avec son corps un voyage assez pénible. Trois mois de marches répétées chaque jour, par bon ou mauvais temps, amenèrent une rechute; une certaine amélioration suivit le séjour du malade dans un établissement hydrothérapique.

L'examen ophthalmoscopique montre aujourd'hui, d'une manière évidente, une hyperémie de la rétine; dans la région équatoriale de l'œil, une espèce de marbrure, et sur le fond rouge des points isolés, partie obscurs, partie clairs. Je n'hésitai pas à diagnostiquer une rétinite (congestive) périphérique, et à prescrire un traitement auquel le malade ne put se soumettre immédiatement. Je l'ai depuis perdu de vue.

Voici la seconde observation :

Un employé de chemin de fer, âgé de 45 ans, se plaint de voir mal, et, guidé par quelques questions, décrit ainsi son état :

«Je ne vois ni à droite, ni à gauche, ni en bas. Parfois ma vue est complétement troublée; si je veux aller vers un champ ou une maison de garde, je perds tout d'un coup mon chemin, et il faut que je me laisse conduire, bien que devant moi je voie très-bien. Je lis et j'écris mal, et quand je viens d'écrire, tout m'échappe, et il faut toujours pour pouvoir lire que j'avance fortement la tête. En ville ou sur la route, je cours risque d'être écrasé, ne voyant pas ce qui est à côté ou immédiatement au-devant de moi.

«De l'œil droit je vois un petit oiseau au loin; de près, tout m'échappe et devient flottant; devant l'œil gauche j'ai toujours comme un voile. De loin j'apprécie la largeur d'un fossé, ce que je ne puis faire quand je suis tout auprès. Après le coucher du soleil, je vois plus mal et je suis obligé de me faire conduire; aussi ai-je soin de rentrer chez moi à ce moment, de sorte que je ne puis dire si je verrais au clair de lune. Si de la rue je pénètre dans un corridor, je ne vois absolument rien. La lumière solaire me fatigue, et je suis forcé de porter des verres très-bleus; de temps à autre je suis obligé de fermer les yeux pour leur rendre leur puissance. Ma nourriture se compose toujours d'aliments froids, tout ce qui est chaud aggravant mon état.»

L'examen extérieur de l'œil ne montra chez ce malade rien d'anormal, si ce n'est quelque chose de moins vif dans le regard. S'il veut lire, il faut qu'il ferme l'œil gauche, et tout ce qu'il peut faire, c'est de lire deux pages de suite. Il lit le n° 5 de Jæger à une distance de 10 à 20 pouces, mieux de 15 à 20, difficilement à 8, nullement à 6, et avec quelque peine à 24.

De l'œil droit seul, il lit le n° 2, mais à 14 pouces seulement; le n° 3 entre 12 et 15, mais nullement à 20. Il avait autrefois une vue très-perçante, et n'était ni myope ni presbyte.

C'est en juillet 1854 qu'il a été attaqué de sa maladie. Il alignait des rails sur lesquels le soleil donnait en plein; tout à coup il éprouva dans les yeux des picotements douloureux, et, pendant un court espace de temps, resta ébloui et étourdi. Des lotions d'eau froide sur la tête et la figure dissipèrent cet état. Au bout de trois à quatre jours environ, il éprouva de la diplopie et des vertiges; à côté de chaque objet il voyait une seconde image moins distincte. Il continua à remplir, mais avec beaucoup de peine, ses fonctions de surveillant sur le chemin de fer, et, suivant le conseil de son chirurgien, ne prit que de l'eau minérale amère. Deux mois après, c'était en hiver, la vue redevint meilleure; toutefois, le soir, elle était moins bonne, et les yeux se remplissaient de larmes quand il avait travaillé un certain temps. En avril, sans cause connue, il fut de nouveau atteint de diplopie; il pense que ce fut à l'époque de la pleine lune. Il eut recours de nouveau à l'eau minérale amère, puis à la poudre de Sedlitz. N'éprouvant aucune amélioration, il consulta un médecin qui conseilla des vésicatoires aux tempes pendant quarante-huit heures; ils furent appliqués le matin. Le lendemain, quand il se réveilla, le malade était presque aveugle; le vésicatoire droit s'était dérangé, le gauche seul était resté vingt-quatre heures.

Peu à peu ce trouble profond se dissipa, et le malade revint à l'état où il était avant la dernière rechute; il ne put toujours point lire de l'œil gauche.

A l'ophthalmoscope je reconnus très-distinctement une hyperémie de la papille; mais je ne pus examiner la rétine tout entière, attendu que, le malade devant bientôt repartir, je ne crus pas devoir pratiquer la dilatation artificielle.

Traitement. —La première condition à remplir est de soustraire le malade à l'influence des causes de l'hyperémie; puis on combattra la congestion par les antiphlogistiques, par des sangsues, dont le nombre variera suivant l'état du malade. On tiendra le ventre libre. Si l'affection est ancienne, on retirera de bons effets de la congestion des parties voisines du rectum par l'administration de l'aloès à doses petites, mais répétées pendant un certain temps.

Apoplexie de la rétine et de la papille du nerf optique.

Nous venons de voir les vaisseaux rétiniens proprement dits devenir le siége d'un engorgement plus ou moins considérable. Si la congestion dépasse l'extrême limite de la résistance des parois vasculaires, une hémorrhagie se produit et constitue ce qu'on appelle l'apoplexie.

On peut donc définir cette affection, une maladie caractérisée par l'abolition ou la diminution des fonctions visuelles, résultant de la compression de la rétine par un épanchement sanguin soit entre ses couches propres, soit entre elle et la membrane hyaloïde. Cette affection était complétement inconnue avant la découverte de M. Helmholtz ; son existence ne pouvait même pas être soupçonnée.

En effet, le malade accuse une perte plus ou moins complète de la vue ; mais l'examen extérieur ne permet pas de reconnaître la cause de ce trouble fonctionnel ; l'œil ne présente rien d'anormal ; les membranes externes sont saines ; l'iris conserve sa coloration, la pupille, sa contractilité ; aucune douleur aucune gêne ne se fait sentir. La constitution du malade ne peut non plus éclairer le médecin sur la nature de l'affection, puisque celle-ci se présente indifféremment chez les pléthoriques ou chez des personnes dont le tempérament éloigne l'idée d'une hémorrhagie.

Voici ce que l'ophthalmoscope permet de reconnaître : Si la lésion est récente, au travers des milieux réfringents, qui le plus souvent ont conservé toute leur transparence, on distingue sur le fond de l'œil une ou plusieurs taches d'un rouge vif et dont le siége et les dimensions sont invariables. Ces taches ne sont autre chose que des épanchements sanguins. Ces épanchements peuvent acquérir des dimensions assez considérables pour recouvrir une grande étendue de la rétine ; d'autres fois ils sont petits et disséminés, semblables à de petits îlots, séparés les uns des autres ; ces derniers caillots sont le produit d'une apoplexie capillaire ; mais leur nombre peut être assez grand pour qu'ils se réunissent en une seule grande tache.

Le siége le plus ordinaire est un point de la rétine autre que la papille; mais celle-ci peut être atteinte en même temps que la rétine; quelquefois elle peut l'être seule, et être complétement recouverte par un épanchement; l'origine des vaisseaux indique seule alors la place qu'elle occupait.

Les portions de la membrane sensitive qui ne sont pas le siége de noyaux apoplectiques sont demeurées saines. La forme des taches sanguines, d'une certaine étendue, est toujours plus irrégulière que celle des petites. Les unes et les autres, du reste, subissent des transformations que l'on peut suivre à l'aide d'examens répétés à l'ophthalmoscope; dans les cas les plus heureux, on voit leur couleur passer du rouge vif au rouge foncé, puis au noir, diminuer lentement, puis enfin disparaître; on peut alors reconnaître le point du vaisseau où s'est faite l'hémorrhagie; j'ai parfaitement reconnu une cicatrice de ce genre chez un malade de Bicêtre dont je donnerai plus loin l'observation.

Mais, si la lésion est ancienne, si l'hémorrhagie récidive, comme cela arrive trop souvent, on voit encore, des mois et des années après l'accident, une tache plus ou moins large, d'une couleur d'un blanc sale, qu'on désigne sous le nom d'*exsudat,* quelquefois une tache noire ou exsudat sanguin; ces taches sont toujours situées sur le trajet d'un vaisseau.

A ces altérations, correspondent les troubles fonctionnels suivants: si l'épanchement est considérable, la vue est presque complétement abolie; s'il n'occupe au contraire qu'une petite partie de la rétine, la vue n'est abolie qu'en cet endroit; on peut s'en assurer en interrogeant le champ visuel. Si l'hémorrhagie est disséminée ou piquetée, le malade voit des mouches fixes, et l'anatomie microscopique montre ces petits points d'une manière très-évidente; nous le verrons dans un instant.

J'ai entendu M. Desmarres professer que lorsque l'apoplexie est reconnue dans la tache jaune de l'un des yeux, on est certain de la rencontrer aussi dans l'autre. Cette proposition n'est pas exacte d'une manière générale. Il est certain qu'on peut trouver une apoplexie double; j'ai eu occasion de la constater, au mois d'octobre dernier, dans le dispensaire de M. Desmarres, mais l'existence de cette lésion dans un œil n'entraîne pas nécessairement sa production dans l'autre. L'observation suivante montre une apoplexie siégeant dans un seul œil, et permettant encore au malade, bien qu'elle occupe la tache jaune, de se conduire facilement.

Un jeune homme de 18 ans, habitant la même maison que moi, s'était plaint plusieurs fois d'y voir double; sa vue redevenait simple sitôt qu'il relevait les yeux vers un autre objet que celui qu'il venait de fixer. Ce jeune homme, très-bien constitué, d'un tempérament sanguin, jouit d'une santé générale excellente. A l'âge de 3 ans, il a eu, dit-il, mal aux yeux, mais il ne peut rien préciser à cet égard. Il y a un an, à la suite d'une grande fatigue, il a commencé à être atteint, à d'assez longs intervalles, d'une diplopie de courte durée; il y a huit mois, il a éprouvé, sans cause appréciable, deux fois dans le même mois, des maux de tête qui ont cédé à des bains de pieds. Il y a quatre mois, à la suite d'une chute sur le trottoir, nouvelle céphalalgie, qui n'a duré qu'une demi-heure, et légères douleurs derrière les oreilles; nul trouble de la vision ne s'est manifesté. Il y a trois mois, le jeune malade s'est aperçu qu'une lecture prolongée, surtout à la lumière artificielle, lui rendait la vision confuse. Jusqu'à cette époque, il n'avait éprouvé pendant son travail aucune gêne de ce genre, rien que cette diplopie qui ne se montrait que rarement.

Il vint me voir le 27 novembre, dans la soirée; je l'interrogeai sur l'état de sa vue; il me répondit qu'il y voyait bien, et que sa diplopie était toujours rare. J'examinai ses yeux : les paupières et les conjonctives étaient saines, et l'éclairage oblique, qui décèle les moindres lésions de la cornée, de l'iris et du cristallin, me montra ces parties en très-bon état dans les deux yeux. Les pupilles étaient mobiles; toutefois la droite était un peu plus paresseuse que la gauche à se contracter. J'interrogeai les phosphènes : ces images subjectives apparurent dans tous les points, et avec une égale intensité dans les deux organes.

Le champ visuel de l'œil gauche était intact; le malade lisait le n° 1 de Jæger, à une distance de 25 à 30 centimètres, et dans toutes les directions. J'examinai le champ visuel de l'œil droit, à la manière de M. de Graefe, c'est-à-dire, j'engageai le jeune homme à fixer son regard sur le bouton de ma chemise, et je promenai ma main dans toutes les directions, en agitant les doigts. Il put suivre tous mes mouvements vers la périphérie du champ visuel; dans les mêmes points, il lisait le n° 16 de Jæger; mais, dans la direction de l'axe optique, il put à peine voir, pendant quelques secondes, le n° 20, qui lui sembla disparaître dans un nuage. Dans cette même direction, il distinguait de loin les objets, qu'il ne voyait plus de près.

C'était dans la soirée : je profitai de l'heure pour pratiquer l'examen ophthalmoscopique. Toutes les parties profondes de l'œil gauche étaient normales. Dans l'œil droit, la papille avait la même forme que la gauche ; la veine centrale était plus grosse que dans l'œil opposé. La papille était cernée par une coloration bleuâtre, plus intense et plus étendue du côté interne (image renversée). La moitié externe de la papille était le siége d'une hyperémie reconnaissable à une coloration plus rouge qu'à l'état physiologique. On distinguait également sur cette portion de la papille une plus grande quantité de vaisseaux qu'à l'ordinaire (voir la fig. 3).

Je fis prendre différentes directions à l'axe optique, et quand il eut pris celle de mon miroir, je distinguai ceci : une tache blanchâtre, qu'on pourrait, pour la clarté de la description, partager en deux parties, l'une ovoïde, à grand diamètre transversal de 8 millimètres, à petit diamètre vertical de 4 millimètres; l'autre, qui forme comme une queue à la première, naissait de son extrémité interne, se dirigeait horizontalement et en s'effilant vers l'*ora serrata;* extrêmement mince, elle avait une longueur égale au moins à celle de la portion ovoïde. Ces deux parties se continuaient sans ligne de démarcation. Cette tache occupait la région de la *macula lutea*, et semblait éloignée de la papille de 12 à 13 millimètres. (Nous donnons les dimensions grossies par l'appareil de M. Follin; nous avons vu que la tache jaune n'est qu'à une distance de 3 millimètres de la papille.)

Les bords de cette tache étaient dentelés, et on voyait de petits vaisseaux de nouvelle formation, qui de ce point se dirigeaient en haut et vers la papille. Au milieu de cette tache blanchâtre, on en distinguait une autre, en partie noire, en partie rosée, dans sa portion supérieure et externe. C'était un caillot, résultat d'une hémorrhagie dans la *macula lutea.* Dans le reste de son étendue, la rétine était saine, ce qui explique la persistance de la vue dans le champ périphérique.

Pour que l'examen fût plus exact, je dilatai la pupille : il ne se présenta rien de remarquable, seulement le malade me dit mieux distinguer les objets qu'avant la dilatation.

M. Follin a bien voulu examiner le malade, et a trouvé exact mon diagnostic.

De cette observation nous pouvons conclure que : 1° L'apoplexie de la *macula lutea* peut exister dans l'un des deux yeux, sans que l'autre présente la moindre altération, contrairement à ce que professe M. Desmarres. 2° L'apoplexie de la tache jaune n'est pas toujours accompagnée de la perte complète de la vue, et celle-ci peut demeurer assez étendue pour permettre au malade de se conduire. 3° Cette affection peut passer inaperçue; les fonctions de l'un des yeux étant intactes, le malade ne remarque pas la diminution de la vue dans l'œil apoplectique. 4° Enfin la production de tous les phosphènes n'est pas toujours l'expression fidèle de la sensibilité complète de la rétine.

Étiologie. L'étiologie de l'apoplexie de la rétine et de la papille du nerf optique est assez obscure : l'âge ne semble pas exercer une influence marquée sur la production de cette maladie, que l'on peut rencontrer à toutes les époques de la vie. Ces circonstances extérieures ne paraissent pas non plus agir d'une façon remarquable; quelquefois c'est au milieu du sommeil que les individus sont frappés de cécité ou d'affaiblissement de la vue, et l'on n'a rien observé dans leurs actes ou dans les conditions où ils ont passé les jours précédents qui puisse expliquer ce coup subit. Cependant on peut dire d'une manière générale que cette affection atteint de préférence les individus ayant des congestions de la rétine, des altérations de la choroïde, des maladies organiques du cœur, des obstacles à la circulation, comme par exemple une tumeur intra-crânienne. Les émotions vives, la douleur, la joie, la colère, sont quelquefois cause de l'apoplexie de la rétine. «La colère, dit l'abbé Desmonceaux, qui s'empare de l'homme, l'enflamme, le met hors de lui; alors il frappe les uns, maltraite les autres, et les yeux, flambeaux de sa colère, deviennent quelquefois la source de son malheur, car on voit des gens qui, dans un accès de colère, ont perdu la vue et n'ont jamais pu la recouvrer.»

Voici un exemple assez curieux d'apoplexies multiples et successives de la rétine, produites sous l'influence de cette passion.

Le nommé V....., âgé de 45 ans, d'un tempérament sanguin, perdit complétement la vue à l'âge de 7 ans; il la recouvra au bout de quelques mois, à la suite d'un traitement, mais il ne put donner aucun renseignement sur les circonstances qui ont précédé et accompagné cet accident, ni sur la durée précise de la maladie. Dès sa jeunesse, il exerça le métier de doreur sur bois, et n'éprouva aucun trouble de la vision jusqu'à l'âge de 24 ans.

A cette époque, il perdit une deuxième fois la vue, à la suite d'une violente colère; un traitement antiphlogistique amena une amélioration assez notable, et V..... put reprendre son travail.

A 38 ans, sans cause appréciable cette fois, il perd connaissance, et quand il revient à lui, il est complétement aveugle. — Applications de sangsues, de vésicatoires, de cautères à la nuque.

Rien n'a pu modifier son état, et le malade est admis à Bicêtre comme aveugle.

En 1857, je l'examinai, et trouvai l'œil en très-bon état extérieurement. A l'ophthalmoscope, je constatai la transparence du cristallin; le corps vitré était un peu trouble, et pendant les mouvements de l'œil on voyait des corps flottants ou caillots sanguins nageant dans ce liquide, sans toutefois empêcher l'éclairage de la rétine. Sur celle-ci existaient plusieurs taches situées sur le trajet des vaisseaux rétiniens: les unes, d'un noir foncé, de 1 à 3 millimètres de diamètre, d'une forme assez régulière, couvraient les vaisseaux dans une certaine étendue; deux de ces vaisseaux étaient oblitérés par des caillots; les autres, plus larges, plus irrégulières, d'une couleur blanche sale, également situées sur le trajet des vaisseaux, réfléchissaient beaucoup plus la lumière; une de ces taches exsudatives était remplacée par une raie située sur le vaisseau rétinien, et qui, je crois, était la cicatrice de la déchirure du vaisseau. Les vaisseaux rétiniens étaient filiformes, les papilles blanches. Ces altérations sont le résultat d'une hémorrhagie cérébrale.

Je pense que la cécité dont ce malade a été frappé à l'âge de 7 ans était produite par une hémorrhagie de la rétine : peu à peu le sang a été résorbé, et n'a laissé qu'une exsudation qui n'empêchait pas l'exercice de la vue; la seconde fois, c'est évidemment une apoplexie rétinienne, qui plus tard s'est reproduite, et a été, cette fois, accompagnée d'une apoplexie cérébrale, comme nous le démontre l'état de la papille.

Les grands efforts, particulièrement ceux de l'accouchement, peuvent déterminer cette apoplexie. M. le Dr Pajot, professeur agrégé à la Faculté, me disait, il y a quelques jours, qu'il avait vu une femme primipare, à la Clinique, perdre complétement la vue pendant le travail de la parturition (les yeux n'ont pas été examinés à l'ophthalmoscope), et une autre, également primipare et affectée d'un œdème général, la perdre pendant 68 heures ; celle-ci avait les paupières et les conjonctives couvertes de quelques taches ecchymotiques. Nous parlerons plus loin de ces taches en traitant de l'amaurose albuminurique.

Nous avons déjà cité deux femmes qui, pendant les contractions, présentaient une hyperémie assez considérable de la rétine ; on comprend facilement que cette hyperémie, poussée un peu loin, amène une rupture des vaisseaux et une apoplexie rétinienne. Les tumeurs de l'encéphale peuvent également être cause de cette affection ; l'observation suivante, publiée en 1853 par M. Louis Turk, dans la *Gazette médicale* de Vienne, le démontre, et présente l'anatomie pathologique de l'apoplexie capillaire.

Il s'agit d'une femme atteinte d'un cancer du cerveau, dont elle est morte à l'âge de 37 ans. Dix ou onze mois seulement avant sa mort, elle avait été frappée d'amaurose, suite de la compression des nerfs optiques par la tumeur. La rétine, dans chacun des yeux, était parsemée de petits points d'un rouge clair, dont les plus gros étaient comme un grain de millet ; ces points étaient des épanchements sanguins encore bien conservés, en plus grand nombre en avant qu'en arrière, et du côté gauche que du côté droit. Les vaisseaux rétiniens, à peine plus injectés qu'à l'état normal, étaient en certains endroits entourés de ces points rouges. La couche des bâtonnets avait disparu, la granuleuse se montrait encore; on ne voyait sur la choroïde ni extravasation ni congestion; le cristallin et l'humeur vitrée n'offraient rien de particulier.

On observe fréquemment cette affection chez les albuminuriques, de même que chez les sujets débilités.

Chez un jeune garçon d'environ 14 ans, dit M. le Dr Arlt, qui, par suite d'une nourriture mauvaise et insuffisante, avait beaucoup décliné et était souvent couvert de petites ecchymoses nombreuses, je rencontrai sur la rétine beaucoup de petits épanchements sanguins, que j'avais considérés comme causes d'une amblyopie très-avancée, d'autant plus que le trouble de la vue et le malaise général se trouvèrent à peu près supprimés en quelques semaines, par l'usage de toniques et une meilleure alimentation.

Marche, durée, traitement. — Nous avons dit avec quelle rapidité survenait l'apoplexie de la rétine : si elle a été peu considérable, l'épanchement tend à se résoudre; si au contraire le caillot est très-volumineux, la résolution est difficile et souvent impossible.

La durée varie également suivant l'état du sujet et les circonstances qui ont accompagné l'accident. Nous l'avons vue très-courte chez les femmes qui ont été frappées pendant l'enfantement; mais le plus souvent il faut plusieurs mois d'un traitement bien suivi pour obtenir la résolution de l'épanchement : encore la vue ne reprend-elle pas toujours sa puissance toute entière, et, s'il y a eu récidive, surtout pour la deuxième ou troisième fois, tout espoir de recouvrer la vue est à peu près perdu pour le malade.

Nous empruntons à M. Follin et à M. Donders les deux observations suivantes, où se trouve décrite la marche de la maladie.

Dans la première, il s'agit d'une malade jeune, dont la constitution, autrefois excellente, s'est appauvrie depuis trois ans qu'elle habite Paris, où elle est domestique.

Travaillant à des ouvrages de broderie depuis le matin jusqu'à une heure avancée de la nuit, elle a éprouvé de violents maux de tête, qui duraient quelquefois quarante-huit heures.

Le 7 février 1859, ces douleurs sont telles que la malade est forcée d'abandonner son travail. Dans la nuit suivante, les douleurs continuent, puis semblent s'apaiser, et permettent quelques heures de sommeil. En se réveillant, elle est épouvantée de ne pouvoir distinguer les objets qu'à travers un brouillard rouge sombre.

Elle entre à l'Hôtel-Dieu le 10 février.

L'examen des parties extérieures de l'œil ne montre rien d'anormal qu'une immobilité avec dilatation des pupilles; les douleurs péri-orbitaires sont toujours très-intenses; la lecture est impossible, les lignes sont confusément aperçues sous forme de traits noirs; le brouillard est devenu noir.

M. Follin pratique l'examen à l'aide de l'ophthalmoscope. L'œil droit présente un fond d'une couleur rouge foncée, plus sombre par conséquent qu'à l'état normal; la papille est largement échancrée à son côté interne par une tache rouge, d'une teinte uniforme, couverte d'un piqueté rouge sombre; cette échancrure est un épanchement sanguin. Le reste de la papille est terni par une très-légère couche de sang; sa circonférence est irrégulière. Les vaisseaux ont un calibre plus grand qu'à l'état normal; l'un d'eux, se dirigeant en bas et en dehors, ne part pas du centre de la papille, et disparaît un moment pour ne reparaître qu'à la périphérie. Du côté gauche, pas d'épanchement; la papille paraît également ternie par une couche sanguine; le fond de l'œil est plus sombre qu'à l'ordinaire.

Voici le traitement qui a été institué :

Le premier jour, 11 février, 12 sangsues autour de l'anus, et 0,95 grammes de scammonée. L'effet a été nul.

Le 16, apparition des règles; la malade n'en ayant pas averti, le 17, application de 12 sangsues derrière les oreilles, et suppression du flux menstruel.

Le lendemain, purgatif et pédiluve chaque soir.

Le 19, amélioration sensible de la vue; diminution d'intensité des douleurs de tête, et possibilité de lire de très-grosses lettres à 5 centimètres de hauteur. Le brouillard semble se dissiper; la malade peut se promener seule dans la salle.

Cette amélioration est considérée à bon droit comme le résultat du traitement antiphlogistique, et n'est due en aucune manière à l'apparition des règles, puisque celles-ci n'ont paru qu'un jour et peut-être même ont été supprimées par l'application des sangsues aux apophyses mastoïdes.

Le 28, la lecture était possible de l'œil gauche, non encore du droit. — Nouvelle application de 8 sangsues derrière l'oreille droite, et purgatif.

Enfin, le 15 mars, la malade est à peu près guérie : la lecture et le travail de broderie sont possibles; l'état général est bon; nul signe de chloro-anémie.

Voici maintenant l'observation de M. Donders, publiée dans les *Archives ophthalmologiques* de Graefe :

Une femme de 43 ans, qui souffrait depuis plusieurs années déjà de la tête, par suite de congestions fréquentes, fut saisie, après une vive surexcitation, d'un commencement de vertige : elle s'aperçut aussitôt après qu'elle ne voyait plus de l'œil gauche, et se rendit très-effrayée à la Clinique. L'examen extérieur de l'œil en montra les différentes parties dans l'état normal; les pupilles étaient égales et se contractaient bien. La vue de l'œil gauche était conservée dans la partie inférieure du champ visuel, et la malade distinguait les doigts à une distance de quelques pieds. Dans le reste du champ visuel, elle ne distinguait pas même les objets les plus gros, et ne voyait la lumière d'une forte lampe, placée très-près de l'œil, que comme au travers des paupières. A l'examen ophthalmoscopique, les milieux de l'œil se montrèrent avec leur transparence; le fond de l'organe était décoloré; la papille avait perdu son éclat et sa coloration claire; son contour n'était plus nettement dessiné, et ce n'était qu'en suivant les vaisseaux qu'on pouvait arriver à la reconnaître, sa couleur se confondant avec celle du fond de l'œil. L'artère centrale, de la plus grande finesse, et semblant vide de sang, était difficile à distinguer en certains points de ses ramifications. Par contre, les veines paraissaient distinctes et considérablement modifiées. Dans leur parcours sinueux, des inégalités remarquables alternaient avec des endroits fins et pâles, à peine visibles, et cela avec une certaine régularité. Quelques-uns de ces engorgements fusiformes semblaient comme crevés et couverts de caillots sanguins. Un grand nombre de taches irrégulières, sphériques, d'un rouge foncé, accompagnaient tous les vaisseaux vers l'*ora serrata*, aussi loin qu'on pouvait les suivre, et parsemaient aussi les autres parties du fond de l'œil de groupes isolés. Au-dessus de la *macula lutea*, la rétine paraissait saine; au-dessous, il y avait une rangée de ces taches sphériformes.

Le lendemain, le champ visuel s'était encore obscurci en bas, et l'on voyait au-dessus de la *macula lutea* une tache assez grosse, rhomboïde, d'un rouge foncé, qui, par son bord externe, entourait la tache jaune.

Sous l'influence d'un traitement énergique, dérivatif et antiphlogistique, la vue se modifia de jour en jour. Les plus grandes taches commencèrent par devenir plus irrégulières; par exemple, le long des vaisseaux, elles formaient des raies qui affectaient sur le fond de l'œil une couleur jaune claire. La papille devint plus claire, et par suite de l'alternance de ces raies jaunes avec des stries sanguines fines, elle présenta un aspect flambé tout particulier. Les petites stries sanguines qui la couvraient semblaient avoir suivi la direction des fibres nerveuses.

Au bout de six semaines, le nerf optique avait repris toute sa clarté, et ses contours distincts; les artères, bien que petites encore, étaient redevenues distinctes, et les taches disparaissaient, en commençant par les plus voisines de la papille. Dans la région équatoriale de l'œil, pas d'exsudations ni de ces pelotes de vaisseaux décrites par M. de Graefe dans la plupart des extravasations. La vue se rétablit insensiblement, au point que la malade put reconnaître distinctement de gros objets, les gros caractères de Jæger, moins bien cependant suivant l'axe direct de l'œil que dans les autres points du champ visuel.

Cet état s'était maintenu depuis un mois, quand la maladie récidiva. On reconnut un nouvel épanchement sanguin, sous la forme d'une grosse tache triangulaire, située en haut et en dedans de la papille; on put en suivre encore la résorption: celle-ci fut soudainement interrompue par un épanchement considérable dans le corps vitré, d'où abolition complète de la vue. Le caillot peu à peu se divisa en petits flocons, et la malade put y voir comme avant la deuxième apoplexie.

En résumé, les moyens thérapeutiques que nous croyons les plus efficaces dans le traitement de l'apoplexie de la rétine sont les antiphlogistiques aidés de purgatifs et de dérivatifs, et nous pensons qu'on ne doit pas tenir compte des apparences d'anémie ou de débilité que peut présenter le malade.

DÉCOLLEMENT DE LA RÉTINE.

La couche la plus externe de la rétine, ou couche des bâtonnets, est susceptible de s'enflammer, soit primitivement, soit secondairement, c'est-à-dire par propagation de l'inflammation des membranes voisines, soit enfin par cause traumatique. Le liquide sécrété par cette membrane enflammée ou divers autres fluides, produits inflammatoires, tels que du pus, de la lymphe, du cartilage, comme nous le verrons dans plusieurs observations, peuvent, en s'accumulant entre elle et la choroïde, détruire les moyens de connexion si faibles qui existent et isoler la rétine : cette altération constitue le décollement de la rétine.

J'ai eu l'occasion de voir à Londres, au musée de l'hôpital royal ophthalmique, des pièces qui montraient ces diverses lésions d'une manière évidente : on voyait les traces de la présence de ces éléments dans le vide qui séparait la choroïde de la rétine.

Cette affection était connue avant la découverte de M. Helmoltz, et est mentionnée dans tous les traités de pathologie chirurgicale, sous différents noms, *retina tremulans*, hydropisie choroïdienne, sous-rétinienne; mais elle n'était reconnue qu'à un degré assez avancé et qui ne laissait pas d'espoir de guérison. Aujourd'hui, l'ophthalmoscope permet d'apprécier le siége et l'étendue de cette lésion, et quelquefois la nature du liquide épanché; à ce moment, un traitement sage peut faire disparaître le mal.

Lorsqu'on se sert de cet instrument, on doit tout d'abord engager le malade à mouvoir son œil; on voit alors une tumeur plus ou moins volumineuse, sous laquelle la papille est cachée en totalité ou en partie; la grosseur dépend de l'étendue du décollement. La coloration varie suivant la qualité du liquide épanché : si c'est de la sérosité, le décollement est dit *séreux*, et se présente sous une couleur d'un blanc bleuâtre; si c'est du sang, le décollement est appelé *sanguin*, et est d'un brun foncé; si le liquide est parfaitement clair, la rétine peut avoir conservé sa transparence, et permettre de bien distinguer les vaisseaux choroïdiens. Quelle que soit du reste la nature du liquide, la tumeur présente, dans les différents mouvements de l'œil, des ondulations semblables à celle d'une voile qui vacille, et l'on aperçoit des stries rouges ou d'un rouge foncé, quelquefois noires, qui suivent ces ondulations de la membrane décollée; ces stries sont les vaisseaux centraux de la rétine; quand l'œil s'agite, on peut les suivre jusqu'à leur origine : leur coloration est due à celle du liquide contenu dans le sac et non à leur oblitération. Voilà ce que fait voir l'ophthalmoscope, quand le décollement est un peu considérable.

S'il est d'une moindre étendue, les ondulations sont plus difficiles à saisir; il faut insister sur les mouvements de l'œil, et l'inspection attentive de toute la rétine finit par les faire reconnaître.

Si le décollement est général, il se présente sous la forme d'un entonnoir mobile, dont la base est tournée en avant, et dont le sommet répond à la papille; si l'œil est en repos, la membrane décollée est plissée sur elle-même et ne permet pas de distinguer la papille; elle est parcourue par des stries rouges foncées; si l'on fait remuer l'œil, cette membrane se déplisse, et à son centre on rencontre la papille. Je ne puis mieux comparer les mouvements de plissement et de déplissement qu'à ceux de ces parachutes qui servent aux jeux des enfants, et qui, plissés longitudinalement quand ils sont lancés en l'air, prennent en redescendant la forme d'une moitié de sphère creuse : deux fois, à Bicêtre, j'ai constaté cette disposition que j'ai retrouvée dernièrement encore chez une malade de la Salpêtrière.

Le siége du décollement est tantôt en haut et en dehors, tantôt en bas et en dehors; d'après M. de Graefe, le décollement en dedans serait toujours produit par une lésion traumatique : l'observation que j'ai citée plus haut, d'un décollement par un coup de fleuret, vient à l'appui de l'opinion de ce savant ophthalmologiste. La plupart des auteurs pensent que le décollement spontané se fait à la partie inférieure de la rétine : M. de Graefe l'a plusieurs fois observé en haut et bien limité; mais, par suite de l'accumulation du liquide, le décollement de la partie inférieure se fait secondairement.

Il peut encore arriver que le liquide épanché déchire la rétine et se jette dans le corps vitré. Dans ces deux cas, le recollement de la rétine n'est pas impossible. Lorsque la quantité de liquide est peu considérable, le décollement supérieur reste borné, et la résorption peut se faire sur place.

Dans le voisinage du décollement, on reconnaît assez souvent une inflammation de la rétine, caractérisée par des vaisseaux très-déliés : on aperçoit aussi quelquefois, sur la portion décollée, des points brillants : sans doute des cristaux de cholestérine. Si ces points brillants étaient situés dans la choroïde, les vaisseaux rétiniens passeraient par-dessus ; dans le cas contraire, il est évident qu'ils appartiennent à la rétine.

L'examen cadavérique a montré à M. Sichel la rétine décollée, épaissie, opaque, jaunâtre, et contractée sur elle-même ; sur sa coupe elle présentait un tissu spongieux formé par de nombreux plis courbés en tous sens.

Le décollement de la rétine survient en général très-rapidement, et est accompagné de la perte subite et plus ou moins complète de la vue : celle-ci est nécessairement en rapport avec l'étendue du décollement. Le champ visuel est complétement obscur dans la partie opposée au siége de la lésion ; en haut, si le décollement s'est produit en bas, et *vice versa*.

Les malades ne voient que moitié ou partie des objets, et ils ne voient qu'au travers d'un nuage. Ils leur paraissent rougeâtres et tremblotants ; ce qui prouve que la rétine décollée na pas encore perdu sa sensibilité. Si le décollement est complet, la vue est supprimée tout entière et pour jamais.

Étiologie. — Les causes de cette affection sont peu connues. M. Desmares pense qu'une brusque sensation du froid peut la produire, et cite à l'appui de son opinion l'observation d'une dame qui, voulant quitter le bal de l'hôtel de ville, et ne retrouvant pas son manteau, sortit malgré le froid, et perdit la vue de l'œil droit, par suite d'un décollement de la rétine.

Les inflammations de l'iris, de la cornée, de la choroïde, peuvent déterminer un decollement secondaire. M. Sichel admet également comme cause l'albuminurie chronique. Les érysipèles de la face sont quelquefois suivis d'un décollement de la rétine. J'ai constaté cette cause chez trois malades de l'hôpital Necker, dans le service de M. Follin.

Nous avons déjà dit que cette lésion était souvent traumatique ; en voici un exemple :

Un homme âgé de 62 ans eut la tête prise entre une voiture et un mur; il perdit connaissance, et, quand il revint à lui, s'aperçut que la vue de l'œil gauche était abolie. Il se présenta au dispensaire de M. Deval, quinze jours après l'accident. L'œil ne présentait à l'extérieur aucune trace d'inflammation; la pupille gauche était irrégulière; le champ visuel périphérique était conservé en dedans, en bas et en haut, points dans lesquels le malade distinguait les objets, mais était aboli en dehors et directement, où il ne voyait plus rien.

L'ophthalmoscope nous fit voir une tumeur présentant des ondulations, et parsemée de stries rougeâtres; tout à fait vers l'*ossa cerrata*, on observait une tache rouge, probablement produite par du sang. Cette tumeur était évidemment un décollement traumatique de la rétine.

Un jeune homme de 19 ans, luttant avec un de ses camarades, fut renversé, et en se relevant il remarqua qu'il ne voyait plus aussi bien de l'œil droit que du gauche : s'il fermait celui-ci, il ne distinguait plus que la moitié supérieure des objets. Lorsqu'il se présenta au dispensaire de M. Deval, trois jours après l'accident, rien d'anormal ne se présentait à l'examen extérieur de l'œil; la pupille était mobile, la vue directe était conservée, ainsi que celle en bas et en dehors; mais le malade ne voyait pas les objets qu'on plaçait vers la région frontale. L'examen du fond de l'œil nous montra les milieux de l'œil avec toute leur transparence, la papille et les vaisseaux qui en émanent avec leurs caractères physiologiques. Nous avons engagé le malade à faire mouvoir son œil, et nous avons reconnu derrière l'iris et en bas une tumeur flottante, et en arrière d'elle du sang extrêmement rouge; il s'agissait donc encore d'un décollement traumatique de la rétine. M. Deval prescrivit de l'arnica.

Le malade n'est pas revenu consulter, de sorte qu'on ne put savoir quelle a été l'issue de la maladie.

Le pronostic était favorable.

Lorsque le décollement est reconnu de bonne heure, la guérison n'en est pas impossible. Mais malheureusement des complications surviennent le plus souvent : ce sont des corps flottants dans l'humeur vitrée, ou une cataracte à l'opération de laquelle on ne doit pas songer. Cependant on a vu guérir parfaitement des décollements considérables, et, comme exemples, nous citerons les observations suivantes, publiées par M. Liebreich dans les *Archives d'ophthalmologie* de M. de Graefe :

Le prédicateur A....., qui avait jadis consulté M. de Graefe pour une affection de l'œil droit, se présente de nouveau, le 13 avril 1858, et se plaint d'être myope de l'œil gauche : cette myopie avait déjà été reconnue, mais la vue était alors distincte. Aujourd'hui le malade ne peut lire le n° 20 de Jæger, et compte difficilement les doigts qu'on lui présente; l'axe de la vision est dirigé en bas; plus de la moitié inférieure du champ visuel fait défaut; la limite de la portion supprimée du champ visuel est une ligne horizontale qui passerait par le point situé à la partie externe et excentrique du champ de la vision.

L'ophthalmoscope montre un décollement de toute la moitié supérieure de la rétine de l'œil gauche, sous la forme d'un sac gris-bleu foncé, à surface renflée, faisant saillie dans le corps vitré; une partie de ce sac recouvre tout à fait les limites de la rétine saine, et masque la papille et la *macula lutea*. On distingue, sur la surface de la rétine décollée, les vaisseaux minces, déliés, presque noirs, décrivant des courbes ondulées. Au-dessus du décollement, le fond de l'œil est normal, et principalement la rétine.

De l'œil droit, dont la vue était autrefois abolie, le malade peut lire les nos 5 et 4 de Jæger, mais il ne voit que syllabes par syllabes : le champ visuel n'existe plus en haut et en dedans. A l'examen ophthalmoscopique, les contours de la papille sont peu distincts; la rétine transparente est décollée en bas et en dehors; vers la partie supérieure, au travers de la rétine saine, apparaissent des altérations isolées et circonscrites dans la choroïde.

Le soir du 14 avril, une saignée fut pratiquée.

Deux jours après, nouvel examen ophthalmoscopique : pas de modification sensible, si ce n'est que la limite horizontale du décollement s'est abaissée en dehors.

Le 18 avril, nouvelle saignée; sensible amélioration de la vue.

Le 21, le malade distingue le n° 20; le champ visuel n'est aboli que dans une petite partie, en bas et en dehors; la partie auparavant défectueuse ne présente plus qu'une faible diminution de la vue excentrique. L'examen ophthalmoscopique montre l'état du fond de l'œil à peine en rapport avec ces modifications. Ainsi la rétine est décollée dans la même étendue, et proémine toujours dans le corps vitré; elle présente à peu près le même aspect que précédemment, quant à la coloration, la forme, la disposition des vaisseaux.

Deux jours après, changement notable.

Le 23 avril, on voit pour la première fois la papille; la rétine est recollée en haut, et est encore un peu détachée seulement très-près de la périphérie; elle est transparente : mais dans le tiers inférieur il y a un détachement très-proéminent, avec des bosselures inégalement saillantes, bien séparées les unes des autres, et dont le contenu est assez trouble. Néanmoins le malade lit le n° 5 de Jæger; la vue excentrique est seulement un peu diminuée; l'étendue du champ visuel est presque complète.

Après une nouvelle saignée pratiquée le 25, et l'usage continu du sublimé, des diurétiques et des dérivatifs, la vue s'améliore à tel point que, le 2 mai, le malade pouvait lire le n° 3 et la plupart des mots du n° 2, et que le champ visuel était presque complet.

A l'examen ophthalmoscopique, on trouva la rétine parfaitement recollée en haut, lisse; ses vaisseaux rouges et bien distincts sur la choroïde plus riche en pigment. Dans le tissu de celle-ci, on distinguait, en dedans et en haut, une place claire, à bords pigmentés, foncés, place d'où s'étendait dans le corps vitré une surface ellipsoïde, trouble, bleuâtre.

Voici la seconde observation :

Le 20 février, le prédicateur V..... se présente à notre clinique, dit M. Liebreich; il est affecté d'une amaurose de l'œil gauche, suite d'une maladie de la choroïde; il a perdu subitement la vue, et attribue sa cécité à un refroidissement. Le tiers externe du champ visuel est conservé; du côté interne, le malade peut à peine distinguer confusément les doigts. L'ophthalmoscope nous fait voir un décollement en haut, en bas et en dehors, décollement plus proéminent en haut, où l'opacité du contenu ne permet pas de découvrir la choroïde. Les vaisseaux apparaissent sur la membrane détachée comme des lignes foncées, presque noires, dirigées horizontalement sur la partie supérieure; ils sont, sur la partie inférieure, infléchis ou coudés, suivant les ondulations de la rétine.

Sous l'influence du traitement que nous avons indiqué dans la précédente observation, la vue s'améliora à tel point, que le malade put, au bout de six semaines, lire le n° 3 de Jæger.

Pendant ce temps, le champ visuel reconquit son étendue; la vue excentrique seule est diminuée, mais peu sensiblement.

On voit la rétine recollée partout, excepté dans un point fort étroit de la partie inférieure : la portion de cette membrane, autrefois décollée, réfléchit plus fortement la lumière qu'à l'état normal, surtout à la partie supérieure où la rétine est perforée; là on aperçoit une tache ovoïde à bords bleuâtres, deux fois plus grande que la papille, et sur laquelle apparaissent les vaisseaux choroïdiens dénudés. Ces derniers longent les bords de la tache, et l'on peut les suivre, dans une certaine étendue, au travers de la rétine saine ou d'un léger nuage diaphane. Du bord supérieur de la perforation de la rétine, où l'on remarque quelques ecchymoses rouges, part un cordon cylindrique et grisâtre, qui plonge dans le corps vitré : ce cordon demi-transparent est parsemé de petites taches isolées. Chose très-remarquable, les vaisseaux qui étaient autrefois foncés, presque noirs, ont repris à peu près leur coloration normale. Deux veines, entre lesquelles se trouve une artère, arrivent jusqu'au bord inférieur de la perforation, s'écartent pour circonscrire cette dernière, tandis que l'artère, une fois auprès de ce bord inférieur, s'arrête déchirée.

D'après ces observations, empruntées à M. Liebreich, dont l'autorité scientifique est si bien établie, nous pensons qu'on ne peut plus contester la curabilité du décollement de la rétine.

Le traitement en est exposé avec assez de détails pour que nous croyions inutile d'y revenir plus loin.

Ce ne sont pas seulement les différents produits inflammatoires qui peuvent décoller la rétine de la choroïde ; des tumeurs de diverses natures s'interposent quelquefois entre ces deux membranes et en amènent le décollement. Voici, je pense, l'un des cas les plus curieux qu'il soit possible de rencontrer dans l'étiologie de l'altération qui nous occupe. M. Follin, en disséquant l'œil d'une femme, a trouvé, entre la rétine et la choroïde, une tumeur présentant un diamètre d'environ 1 centimètre et demi de long sur 1 de large, de consistance molle. Cette tumeur, aplatie, située dans la région supérieure du globe oculaire, offrait deux faces : l'une, antérieure, adhérait à la rétine un peu épaissie; l'autre, postérieure, en rapport avec la choroïde, était parfaitement libre, et présentait à l'œil nu des inégalités; la couche pigmentaire correspondant à la tumeur était détruite, et la choroïde elle-même était un peu atrophiée. En examinant cette face à l'aide d'une loupe, on apercevait des poils; le microscope faisait voir des poils et des bulbes pileux, les uns parfaitement visibles dans toute leur étendue, d'autres à moitié cachés par un tissu présentant la même structure que le tissu dermoïde.

Jusqu'ici nous avons vu le mécanisme du décollement se faire d'arrière en avant, c'est-à-dire que les produits inflammatoires, lymphe, pus, cartilages, sang, agissent en détruisant les liens qui réunissent la rétine à la choroïde. Cette destruction opérée, la membrane la plus faible, c'est-à-dire la rétine, cède et se trouve repoussée en avant, tandis que la choroïde, appuyée contre la sclérotique, résiste davantage. Nous allons voir, dans l'observation suivante, le décollement se produire d'une façon tout à fait opposée; la rétine n'est plus poussée par une tumeur placée derrière elle, elle est au contraire attirée en avant par des adhérences.

M. Müller a décrit dans les *Annales d'oculistique* (décembre 1860) un décollement de la rétine compliqué d'autres altérations; l'œil avait été extirpé par M. de Graefe, à cause de l'influence nuisible qu'il exerçait sur l'œil sain, troubles que M. Müller explique par l'atrophie des nerfs ciliaires.

Voici dans quel état se trouvait la rétine : elle était décollée et affectait la forme d'un entonnoir; la choroïde, dans les endroits correspondant au décollement, était amincie, plus ou moins dépourvue de pigment et fortement adhérente à la sclérotique. Entre la rétine et la choroïde, existait un liquide jaune, renfermant des flocons gélatineux et une grande quantité de corpuscules dont les uns étaient des masses irrégulières, sans structure, les autres des cellules bien définies, à noyaux. Ces corpuscules renfermaient beaucoup de pigment qui paraissait de nouvelle formation; d'autres petits grains brillants semblaient être de nature cristalline. La rétine, à son insertion antérieure, était bordée d'un cordon d'apparence fibreuse, d'un blanc bleuâtre, pigmenté çà et là, et se perdant en arrière dans la choroïde. La rétine était coupée d'arrière en avant par des sillons profonds et irréguliers, entre lesquels la membrane nerveuse était bosselée. L'intérieur de la rétine était rempli d'un tissu irrégulier de brides anastomosées entre elles en forme de réseau, et dont les mailles renfermaient du liquide. Le réseau fibreux s'étendait jusqu'au corps cellulaire, auquel il adhérait étroitement; près de l'axe du bulbe, les fibres se réunissaient pour former une membrane plus compacte, présentant un espace libre où se trouvait logé le cristallin et sa capsule. La face interne de la rétine était recouverte d'une membrane très-solide à laquelle s'inséraient les brides fibreuses : cette couche membraneuse n'existait pas dans les bosselures de la rétine.

Cette disposition explique le mécanisme du décollement par une traction agissant sur la face antérieure de la rétine.

Celle-ci était épaissie ; on ne pouvait y reconnaître positivement des fibres nerveuses; les vaisseaux étaient les uns conservés, les autres transformés en cordons fibreux ; la couche en rapport avec la membrane hyaloïde était en partie fibreuse, semblable à du tissu conjonctif, et renfermait des cellules de pigment et des globules nucléaires. Les brides à l'intérieur de l'entonnoir étaient très-résistantes pour la plupart. Enfin l'entrée du nerf optique formait une fossette, des bords de laquelle partait la rétine ; la profondeur de cette fossette était d'environ 1 millimètre ; elle s'enfonçait notablement au-dessous du niveau de la choroïde. Nous parlerons plus loin de cette altération, à propos des lésions propres à la papille.

Pour terminer ce qui a rapport au décollement de la rétine, disons que la consistance et l'élasticité du corps vitré jouent un certain rôle dans la production de cette maladie ; il faut que le liquide épanché entre la choroïde et la rétine soit assez abondant pour vaincre la résistance de l'humeur vitrée. Cependant, lorsque celle-ci, à la suite d'inflammation intra-oculaire, a perdu en partie son élasticité et sa consistance, une petite quantité de liquide épanché suffit à produire le décollement.

AMBLYOPIE ALBUMINURIQUE.

Les troubles de la vision qu'on rencontre assez souvent chez les personnes atteintes de néphrite albumineuse avaient été mentionnés par d'anciens auteurs; mais, depuis les recherches anatomo-pathologiques de Bright et surtout depuis le mémoire de M. Landouzy sur la coexistence de l'amaurose et de la néphrite albumineuse, ces troubles prirent une telle importance, qu'on en fit un signe presque pathognomonique de la maladie de Bright; nous dirons plus loin que ces troubles visuels ne se présentent pas constamment chez les personnes affectées de cette lésion des reins.

Ce symptôme initial de M. Landouzy attira l'attention des médecins, qui cherchèrent à en découvrir la cause.

Les uns expliquèrent cette amblyopie par la présence de l'urée dans l'humeur aqueuse, ou par une altération fonctionnelle du grand sympathique;

Les autres par l'augmentation du corps vitré à la suite d'une infiltration, par l'affaiblissement de l'organisme, ou l'appauvrissement du sang, privé d'un de ses éléments constitutifs important, l'albumine. (Voir la thèse de M. Lécorché, 1858.)

Sur ces entrefaites, la découverte de M. Helmoltz, permettant l'examen des modifications du fond de l'œil sur le vivant, le microscope vérifiant ces modifications sur le cadavre et en expliquant la nature, aidèrent puissamment à l'étude de l'amblyopie albuminurique, de telle sorte que la symptomatologie de cette affection est aujourd'hui complète.

Causes. — C'est à la découverte de l'ophthalmoscope qu'on doit de connaître le plus souvent la cause de l'amblyopie albuminurique : celle-ci est le résultat d'une altération des membranes de l'œil et principalement de la rétine, altération qui existe dans le plus grand nombre des cas et que nous décrirons tout à l'heure. Chez certains malades, on doit le dire, ce trouble de la vue ne se traduit par aucune lésion anatomique visible.

D'après M. Lécorché, sur 280 malades atteints de néphrite albumineuse, ce trouble de la vision fut noté chez 62. Le sexe féminin et l'état de gestation exercent une certaine influence; sur 43 sujets, dont le sexe est indiqué, on trouve 27 femmes, dont 12 étaient grosses ou étaient accouchées récemment.

Il ne paraît pas possible de rapporter la production de l'amblyopie à tel ou tel degré de l'altération rénale; cependant, dans les quatre autopsies auxquelles nous avons assisté, nous avons rencontré l'état chronique.

Symptômes. — Les individus atteints de cette maladie sont affectés d'œdème des membres inférieurs et habituellement de la face; ils se plaignent aussi de céphalalgie et sont sujets à des attaques convulsives. D'autres fois ces signes font défaut, et les malades n'accusent qu'une fatigue de la vue, survenant pendant la lecture ou le travail, un éblouissement qui se dissipe quand ils se frottent les yeux : c'est le premier degré de l'amblyopie, comme nous le verrons plus loin. Tout à coup la vue s'affaiblit de plus en plus; le malade ne peut continuer son travail et est obligé de recourir à l'emploi de verres grossissants qu'il change souvent pour en prendre de plus en plus forts. Les yeux ne présentent d'abord rien d'anormal; la pupille fonctionne très-bien; plus tard elle se dilate à tel point que la zone iridienne conserve à peine 2 millimètres de largeur. Alors l'examen ophthalmoscopique fait découvrir des lésions si bien caractérisées qu'elles suffisent à elles seules pour établir le diagnostic de l'albuminurie.

Ces lésions ont pour siége les membranes internes de l'œil. Au commencement de la maladie, c'est la rétine qu'on trouve altérée; à une époque plus avancée, la choroïde peut avoir participé consécutivement à l'altération.

J'ai entendu M. Bader dire qu'il pensait que la choroïde pouvait primitivement être atteinte en même temps que la rétine : cette opinion, qu'il appuie sur ses observations, n'est pas admise généralement, et pour ma part, lorsque j'ai constaté sur cette membrane des lésions albuminuriques, celles-ci m'ont toujours semblé dépendre de l'affection rétinienne. Du reste, ce serait dépasser les limites de ce travail, que d'insister plus longtemps sur les maladies de la choroïde : nous ne parlerons que de celles de la membrane sensitive.

Les altérations qu'elle subit affectent plusieurs formes : tantôt on aperçoit une hyperémie de la rétine et de la papille, et cela se voit bien surtout chez les femmes enceintes, hyperémie qui se traduit par les symptômes que nous avons décrits en parlant de la rétinite congestive. J'ai interrogé à la Clinique plusieurs femmes qui m'ont affirmé avoir éprouvé pendant leur grossesse des troubles de la vue, des éblouissements qui les portaient à se frotter les yeux : ces troubles avaient une durée variable, et en rapport avec l'intensité de l'hyperémie, comme je m'en suis assuré. Cette forme passe souvent inaperçue ; les malades se plaignent peu, on ne songe pas à examiner leurs yeux.

Tantôt on observe sur la rétine de petites vésicules. M. Lécorché, qui les a décrites dans la thèse citée plus haut, les a vues sous une couleur rouge blanchâtre et d'une durée passagère ; après la mort elles avaient disparu. Je les ai observées blanchâtres et persistantes ; leur coloration était due à un liquide séreux, qu'on retrouvait à l'autopsie.

Voici une de ces observations :

Le 16 octobre 1858, je fus invité par M. Duplay à examiner les yeux d'un albuminurique couché dans son service, à l'infirmerie de Bicêtre. Le malade était depuis cinq mois dans le service, et il faisait remonter à un mois auparavant le début de sa maladie. L'anasarque avait oscillé dans des alternatives d'augmentation et de diminution ; et le 25 juin, à la suite d'un décubitus latéral droit, la surdité était survenue de ce côté. La vue était restée intacte, malgré la marche de la maladie, jusqu'au 15 septembre.

A cette époque, à la surdité du côté droit, qui avait persisté, était venue se joindre une cécité presque complète de l'œil droit : l'anasarque était considérable, surtout à la face et aux membres inférieurs.

Environ un mois après, 11 octobre, diminution de l'œdème partout, excepté à la face; persistance des troubles de la vision et de l'audition; l'œil gauche ne distingue plus les objets qu'au travers d'un nuage.

Le 16, énorme dilatation des pupilles; l'iris forme une zone de 1 millimètre et demi à 2 millimètres. L'albumine s'est constamment montrée dans les urines.

J'examinai les yeux du malade, et voici ce que je pus constater :

L'œil droit distingue à peine l'ombre de la main; l'œil gauche lit encore le n° 16 de Jæger, à une distance de 25 à 30 centimètres. L'ophthalmoscope montre les milieux réfringents de l'œil gauche avec toute leur transparence; la papille se présente sous une couleur blanchâtre; les vaisseaux qui en émanent conservent leur état normal sur la rétine. Autour de la papille, on distingue trois vésicules de 2 à 3 millimètres de diamètre, d'un blanc sale; au travers des autres parties de la rétine, qui sont restées saines, on aperçoit la couche pigmentaire parfaitement normale.

Dans l'œil droit, les milieux réfringents sont tout à fait diaphanes; le fond de l'œil paraît trouble, comme voilé; la papille a un diamètre un peu plus grand que celle du côté opposé; les vaisseaux sont filiformes. A droite, et tout près de la papille (image renversée), on voit trois vésicules; deux d'entre elles ont les dimensions de celles de l'œil gauche; la troisième est double de celles-ci. A gauche de la papille, et à la même distance, trois autres taches : deux beaucoup plus petites que les précédentes; la troisième, située au-dessus de celles-ci, est beaucoup plus grande que toutes les autres; ses bords sont dentelés; elle est horizontalement coupée par un vaisseau rétinien, et on distingue au travers d'elle la sclérotique d'un blanc pâle. Cette tache est produite par la disparition du pigment dans cet endroit.

Après diverses alternatives d'augmentation et de diminution de l'œdème, survinrent des épanchements dans les séreuses; l'état du malade s'aggrava de plus en plus, et celui-ci mourut le 5 novembre.

L'autopsie, que nous fîmes avec M. Mauvezin, interne du service, nous montra les reins hypertrophiés, anémiés, de couleur chair d'anguille à leur surface; empiètement de la substance corticale sur la tubuleuse; granulations sous la capsule fibreuse du rein et aussi dans le tissu rénal (dans la substance corticale seulement).

Œdème du poumon, épanchement pleural, fausses membranes anciennes et récentes; ascite.

Épaississement et œdème du névrilème des nerfs optiques. On trouva dans l'œil gauche les trois vésicules que nous avons vues, remplies de sérosité: l'œdème était dans la rétine et non sous la rétine, comme dans l'œil droit.

M. Robin eut la complaisance d'examiner celui-ci; nous rapportons textuellement la note qu'il a bien voulu nous donner :

« 1° La rétine était soulevée par une sérosité demi-liquide en deux endroits, sans altération à ce niveau; mais la choroïde, partout plus pauvre en pigment qu'à l'état normal, était presque décolorée à ce niveau.

« 2° On remarquait sur la rétine, à 2 millimètres de la tache jaune, une tache ou petit grain blanchâtre, arrondi, large d'à peu près un demi-millimètre; avec deux taches semblables moitié moins larges. Elles étaient dues à un dépôt dans la rétine de granules jaunâtres, microscopiques, les unes solubles dans l'acide chlorhydrique (phosphate de chaux), les autres insolubles (graisse?); ces granules étaient, les uns isolés dans le tissu rétinien, les autres en globules granulés, arrondis ou ovoïdes, larges de 1 à 4 millièmes de millimètre.

« 3° Les fibres de Müller (voyez Nysten, 11e édition, art. *Rétine*), étaient très-développées, faciles à isoler, fait que j'ai déjà vu une fois dans un cas semblable; et les bâtonnets de la membrane de Jacob plus adhérents ensemble qu'à l'état normal, mais faciles à observer. »

D'autres fois les lésions qui accompagnent l'amblyopie albuminurique se présentent sous une forme spéciale et caractéristique de la maladie; elles se montrent même dès le début : ce sont de petites taches disséminées, d'un rouge vif, d'une forme irrégulière; ces taches, produits d'une apoplexie des vaisseaux capillaires de la rétine, ont leur siége tantôt autour de la papille, tantôt sur le trajet des vaisseaux, tantôt entre leurs branches de bifurcation; elles sont habituellement isolées, mais plusieurs d'entre elles peuvent se réunir et en former une plus grande. Leur étendue varie depuis une finesse à peine perceptible jusqu'à une certaine grosseur; ordinairement elles sont très-visibles.

A une époque plus avancée, ces ecchymoses d'un rouge vif pâlissent de la périphérie vers le centre, comme dans l'apoplexie de la rétine, et disparaissent à la fin, laissant à leur place une plaque blanchâtre : nous reviendrons sur la nature de cette plaque, quand nous parlerons des exsudats.

Ces lésions anatomiques coïncident, en général, avec d'autres altérations du tissu propre de la rétine.

Celle-ci perd sa couleur normale et devient opaline, blanchâtre; elle est œdématiée; ses vaisseaux perdent de leur calibre; enfin survient la dégénérescence graisseuse qui se montre à l'ophthalmoscope sous une couleur jaunâtre. Quant aux altérations de la papille qu'on observe dans cette maladie, nous les décrirons à part.

L'état graisseux de la rétine, dans la maladie de Bright, est un fait certain; il est prouvé par un grand nombre d'autopsies faites en Allemagne et en France. L'observation qui précède en est un exemple d'autant plus intéressant que l'examen microscopique a été fait par M. Robin. Nous pourrions en citer beaucoup d'autres; nous nous contenterons de présenter les deux suivantes. La première est de Heymann; la seconde nous a été communiquée par M. Lasseron, interne des hôpitaux.

Dans l'observation de Heymann (*Annales d'oculistique*, 1857, p. 266), il s'agit d'un homme de 56 ans, fort buveur, qui depuis plusieurs mois était atteint d'albuminurie avec hydropisies fréquemment répétées de la peau et des cavités, hydropisies qui alternaient avec des accès de manie, lesquels étaient accompagnés chaque fois d'un affaiblissement de la vue d'une assez longue durée.

Lors du premier de ces accès, la vue avait été comme voilée; lors du second, le nuage était devenu de plus en plus épais, et depuis n'avait plus complétement disparu. Le malade mourut à la suite d'un accès de manie, une heure après s'être calmé. Les yeux furent examinés peu de jours avant la mort, et pendant que le malade conservait l'exercice de ses facultés intellectuelles; il ne pouvait plus voir même les grands objets. La forme générale du globe de l'œil était bonne; la sclérotique d'une teinte jaunâtre, avec quelques taches bleues vues par transparence; pas d'ectasie des vaisseaux ciliaires antérieurs; iris bleu et conservant sa mobilité; pupille de forme régulière. A l'examen ophthalmoscopique, on voyait, au travers des milieux transparents, un peu au-dessous de la papille, une tache d'un blanc jaunâtre, à bords irréguliers, mais nettement dessinés. Des circonstances se rattachant à l'état du malade ne permirent pas de donner à cette recherche toute la précision désirable.

A l'autopsie, on trouva une dégénérescence granuleuse des reins, hydropisie générale, hypertrophie du cœur gauche, et dégénérescence graisseuse très-avancée de la rétine et des parties nerveuses de l'appareil visuel. A l'œil gauche, corps vitré normal; à la partie antérieure du globe, absence de pigment choroïdien correspondant aux taches bleuâtres de la sclérotique. Toutes les autres parties de l'hémisphère antérieur normales ; tache jaune avec un foramen central très-marqué ; papille du nerf optique d'aspect normal ; rétine généralement d'un blanc grisâtre, diaphane, et présentant à environ 1-2 millimètres de la papille un cercle d'une vingtaine de taches d'un blanc jaunâtre, dont la plus grande avait été reconnue pendant la vie et avait environ 1 dixième de millimètre dans son plus grand diamètre ; pas d'adhérences anormales avec la choroïde.

Le microscope fit voir que ces taches représentaient une dégénérescence graisseuse de la couche des cellules à ganglions de la rétine. On trouvait aussi des cellules nerveuses remarquables par les corps brillants qu'elles contenaient, et entre lesquels on voyait par-ci par-là une masse de granulations pâles. Ces corps brillants avaient extérieurement une grande analogie avec les corps amylacés, mais ne présentaient pas de raies concentriques : partout où la rétine conservait son aspect normal, il n'y avait pas de ces corps.

Mêmes altérations à la rétine droite.

Dans les nerfs optiques, quantité abondante de corps amylacés, entre les fibres nerveuses, reconnaissables à leurs raies concentriques et à la belle couleur violette que leur donnent l'iode et l'acide sulfurique : ces corps sont également abondants dans le nerf acoustique.

Altérations graisseuses diverses et corps amylacés dans le cerveau ; masse de pigment d'un brun foncé dans le corps strié droit.

Voici l'observation de mon ami M. Lasseron :

Un homme de 34 ans, brocanteur, entre, le 21 octobre 1859, dans le service de M. Laugier, pour s'y faire traiter d'une cécité presque complète et datant de plusieurs mois. Les pupilles sont dilatées ; on ne constate aucune altération dans le champ pupillaire.

L'examen ophthalmoscopique n'a pas été fait ; car le malade fut atteint, le 24, d'une épistaxis abondante, qui lui fit perdre environ 2 livres et demie de sang. A cette hémorrhagie, qui fut arrêtée difficilement, succéda un écoulement séro-sanguinolent, et en même temps et très-rapidement un œdème considérable de la face, des paupières et enfin de tout le corps. Jusque-là le malade n'avait éprouvé rien de semblable. Les urines, traitées par l'acide azotique, donnèrent un précipité des plus abondants.

Le 25, faiblesse intellectuelle, somnolence ; le soir, violentes secousses dans les membres : le malade les compare à celles que détermine le passage d'un courant électrique. Dès ce moment, je pressentis une éclampsie albuminurique; il y eut en effet plusieurs accès convulsifs dans la nuit.

Le lendemain matin, le malade était dans le délire: au délire succéda un état comateux qui persista jusqu'à la mort, le soir du même jour.

A l'autopsie, on trouva une dégénérescence graisseuse des reins; ces organes, un peu augmentés de volume, offraient une décoloration ou plutôt une tache jaunâtre, par plaques disséminées, principalement au niveau des colonnes de Bertin. Cette altération, qui pouvait se rapporter au second degré décrit par Bright, m'a permis de constater à l'examen microscopique qu'elle tenait au dépôt de granulations moléculaires jaunâtres très-abondantes, renfermées dans les cellules épithéliales et dans les canalicules du rein. Quelques globules gros et quelques corps fusiformes, tels sont les autres éléments que je rencontrai en même temps.

La rate était volumineuse. Pas d'altération sensible des autres organes. Les deux rétines sont manifestement altérées, jaunâtres, épaisses, et comme chargées de graisse. A l'œil nu, ou mieux encore à l'œil armé d'une loupe, elles offrent en outre plusieurs petites taches vasculaires et comme ecchymotiques, taches arrondies, jaunes, brunâtres, plus abondantes dans le voisinage de la papille et de l'*ora serrata*.

L'examen microscopique permet de reconnaître que les taches jaunes sont constituées par des granulations moléculaires jaunâtres, excessivement abondantes, par des corpuscules granuleux ou amas de granulations, et encore par des gouttelettes d'huile assez nombreuses dans quelques points.

La marche de l'amblyopie albuminurique est très-irrégulière. Tantôt le trouble visuel accompagne la maladie de Bright pendant toute sa durée; tantôt il perd de temps en temps de son intensité; d'autres fois il peut disparaître pour reparaître plus tard. Ainsi on a vu des albuminuriques perdre subitement et complétement la vue pour la recouvrer quelques jours après l'accident.

Dans l'état actuel de la science, il est impossible d'assigner un rapport certain entre l'intensité de l'amblyopie et le degré plus ou moins avancé de la néphrite albumineuse.

Ce qu'il y a de plus évident, c'est que la lésion anatomique est spéciale à l'albuminurie, à tel point qu'on peut presque à coup sûr diagnostiquer la maladie dont nous parlons rien qu'en voyant l'altération que nous avons décrite.

M. Follin a reconnu une néphrite albumineuse, à l'hôpital Necker, sur un homme qui venait le consulter pour une cécité survenue brusquement. L'examen ophthalmoscopique montra les taches dont nous avons parlé si bien caractérisées, que M. Follin annonça la présence de l'albumine dans l'urine du malade. On traita celle-ci par l'acide azotique, et le dépôt floconneux révélateur confirma le diagnostic de l'habile chirurgien.

Cependant on rencontre la même lésion anatomique, accompagnée des mêmes symptômes, dans le diabète ; M. Desmarres en cite deux observations très-intéressantes.

J'ai vu moi-même, à l'hôpital ophthalmique de Londres, un malade de 33 ans, qui, depuis quelques semaines, remarquait une diminution considérable de sa vue. Il pâlissait et maigrissait beaucoup ; il urinait énormément. A l'examen ophthalmoscopique, je trouvai des taches ecchymotiques sur le trajet des vaisseaux ; la rétine avait une couleur d'un blanc sale et était œdématiée. Le chirurgien, d'après l'état de la rétine, diagnostiqua une amblyopie glycosurique. Les urines ne furent pas examinées. Ce chirurgien m'affirma, et M. le Dr Bader m'assura depuis, que cette maladie est si rare à Londres qu'on ne l'observe pas plus de deux ou trois fois par an dans leur vaste hôpital. Malgré leurs caractères de ressemblance, on ne peut pas confondre l'amblyopie de cause albuminurique avec celle de cause glycosurique, tant qu'on peut faire l'analyse des urines. Le pronostic est peu défavorable tant que n'est pas survenu l'état graisseux ; on peut encore espérer, en combattant par des moyens appropriés l'affection primitive, de faire disparaître les troubles visuels dépendant soit d'une hyperémie, soit d'un œdème, soit d'ecchymoses.

Mais, quand la dégénérescence graisseuse est arrivée, l'affection est tout à fait incurable.

Le traitement indiqué dans ces amblyopies albuminurique et glycosurique est celui des maladies qui les ont produites.

RÉTINITE PIGMENTAIRE.

La rétinite pigmentaire consiste dans une altération partielle ou générale de la rétine, altération caractérisée par la présence dans la membrane sensitive de taches plus ou moins noires, de forme irrégulière, de grandeur variable, pointillées ou disséminées de telle sorte qu'elles donnent à la rétine une apparence tachetée comme la peau de tigre, d'où le nom de *rétinite tigrée*.

Cette affection est connue depuis peu de temps, et l'on en doit la découverte à l'appareil de M. Helmholtz.

Décrite pour la première fois par Donders, elle a été depuis observée par plusieurs médecins; mais c'est M. de Graefe qui, le premier, a montré, les pièces anatomiques en main, la nature de cette altération de la rétine (*Archives ophthalmologiques* de Graefe, t. II, 2e série, p. 150). M. le Dr Mooren en a reconnu 17 cas, d'après lesquels il a décrit les phénomènes que présentent cette maladie (*Annales d'oculistique,* 1859).

D'après M. le Dr Mooren, les premiers symptômes par lesquels se manifeste la rétinite pigmentaire sont : un obscurcissement de la vue avec héméralopie, et une tension douloureuse dans le fond de l'œil; pendant le jour, le malade est tourmenté par des sensations lumineuses subjectives, qu'il éprouve fréquemment. Ces phénomènes restent stationnaires pendant un temps plus ou moins long.

Lorsque l'altération fait des progrès, on les voit disparaître; à leur place, se montre une amblyopie plus ou moins considérable, et toujours en rapport avec l'étendue du mal.

L'examen extérieur ne permet de rien reconnaître d'anormal, si ce n'est un tremblement continu, tremblement qui, suivant M. Mooren, n'est pas convulsif comme dans le nystagmus, mais est continu et en quelque sorte volontaire, puisque les sujets qui en sont affectés semblent fixer leurs regards sur les objets qui les entourent.

Si l'on a recours à l'examen ophthalmoscopique, on distingue sur la portion de la rétine voisine de l'*ora serrata*, quelquefois sur toute l'étendue de la rétine et jusque sur la papille du nerf optique, on distingue, disons-nous, des taches noires, séparées les unes des autres par un espace de 2 à 3 millimètres. Les unes sont situées entre les branches de bifurcation des vaisseaux centraux de la rétine, les autres sur le trajet des vaisseaux, quelques-unes enfin sur les vaisseaux eux-mêmes, qui sont en partie recouverts par elles ; enfin plusieurs de ces taches peuvent se réunir et n'en former qu'une.

Ces altérations anatomiques se traduisent par des phénomènes de physiologie pathologique variés et en rapport avec la partie lésée de la membrane sensitive.

Si l'altération siége dans la région équatoriale de l'œil, on rencontre des taches noires accumulées les unes à côté des autres, et disposées en cercle plus ou moins grand et semblable au cercle de l'iris ; sur le reste de la rétine, on trouve encore de petites taches disséminées, mais l'ophthalmoscope ne rencontre rien sur la tache jaune ni sur la papille. Les vaisseaux ne présentent rien d'anormal ; on les suit jusqu'au bord des taches, sous lesquelles elles disparaissent en partie, comme nous l'avons dit. Au travers des portions non altérées de la rétine, on distingue par transparence les lésions de la choroïde, lésions plus ou moins profondes, et qui, ainsi que nous le verrons plus loin, donnent naissance à l'affection qui nous occupe.

A cette période de la maladie, la vue directe est peu altérée ; le malade peut parfaitement lire, mais le champ visuel périphérique est considérablement rétréci.

L'altération peut se propager du cercle que nous venons de décrire vers le pôle postérieur de l'œil ; l'ophthalmoscope fait voir alors de nouvelles taches se rapprochant de la papille : celle-ci est en partie couverte. La rétine prend alors l'aspect tigré dont nous avons parlé ; les vaisseaux sont plus ou moins oblitérés et couverts, d'endroits en endroits, par ces taches ; la papille s'atrophie, devient excavée, et prend une coloration d'un blanc sale.

Quand la rétinite pigmentaire a atteint ces proportions, la vue, qui était devenue de plus en plus obscure, finit par s'éteindre complétement.

Étiologie. — Il règne une grande obscurité dans l'étiologie de la rétinite pigmentaire. Sur les 17 cas observés par M. Mooren, 14 se rapportent à des individus habitant des contrées humides et marécageuses ; le même observateur a remarqué que généralement c'est à la suite de l'action d'une vive lumière sur les yeux que les premiers symptômes se déclarent ; MM. Donders et de Graefe ont plusieurs fois constaté l'influence de l'hérédité dans la production de cette affection. Enfin, d'après les dernières recherches de M. de Graefe, la rétinite pigmentaire serait consécutive à l'inflammation de l'une ou de plusieurs des membranes voisines, mais principalement de la choroïde ; on trouve toujours cette dernière plus ou moins altérée lorsque la rétine présente la lésion qui nous occupe.

Dans la longue durée de cette maladie, on rencontre des complications diverses ; ce sont d'abord, comme nous venons de le dire, les inflammations des membranes voisines. La coïncidence de ces complications est le plus souvent le signe d'une aggravation de la maladie. M. Donders a observé, en même temps que la rétinite pigmentaire, la syphilis, l'iritis non syphilitique, et la myopie acquise ; plusieurs fois M. de Graefe a rencontré une cataracte capsulaire postérieure.

Il est difficile de préciser le rapport de cause à effet qui peut exister entre ces affections simultanées. L'influence de l'inflammation choroïdienne semble cependant évidente ; on l'a observée en effet un si grand nombre de fois chez les individus atteints de rétinite pigmentaire, qu'on ne peut se refuser à admettre dans cette complication autre chose qu'une simple coïncidence.

Voici, dans ce cas, ce que fait voir l'ophthalmoscope :

Dans l'intervalle des petits îlots noirs, la rétine a conservé sa transparence. En ces endroits, on distingue les vaisseaux choroïdiens d'une couleur rouge intense ; cette coloration, plus vive qu'à l'état normal, est due à la disparition de la couche pigmentaire. Plus tard, l'altération de la choroïde est plus profonde encore ; cette membrane s'atrophie, et l'on peut percevoir la sclérotique, qui se montre sous un aspect marbré.

Le corps vitré participe à l'altération ; il perd une partie de sa consistance, et, si l'on fait remuer l'œil du malade, on voit nager dans cette humeur des corps flottants. Lorsque l'œil est en repos, ces corps tombent et se déposent à la partie inférieure de l'humeur vitrée.

Quelle est la nature de la rétinite pigmentaire ? Nous pensons, avec M. de Graefe, que cette affection est consécutive à une inflammation, que les taches noires qu'on rencontre dans le corps vitré, sur la surface et dans les couches mêmes de la rétine, ainsi que le démontre l'anatomie, nous pensons que ces taches sont du pigment détaché de la choroïde enflammée qui, par transsudation, s'interpose dans la rétine ou la traverse, et se dépose à sa surface.

A l'appui de cette opinion, nous citerons l'observation suivante d'un malade que nous avons eu l'occasion d'examiner à l'hôpital royal ophthalmique de Londres.

Le malade, âgé de 30 ans, d'une constitution faible, se plaignait d'une myopie très-prononcée de l'œil gauche, duquel il ne pouvait lire les caractères d'imprimerie de moyenne grosseur que de très-près : l'usage d'aucun verre ne pouvait améliorer la vue. De l'œil droit, dont la puissance diminuait depuis quelques années, il pouvait distinguer l'heure d'une pendule placée à 6 mètres de distance.

A l'examen ophthalmoscopique, les membranes externes des yeux ne présentaient rien d'anormal : les milieux réfringents étaient transparents ; la rétine de l'œil gauche était saine, mais ses vaisseaux étaient excessivement amincis ; la rétine de l'œil droit présentait l'altération qui nous occupe : elle était parsemée de petites taches noires disséminées, qui lui donnaient une apparence tigrée, et couvraient les vaisseaux dans une portion de leur trajet.

Au collége royal de chirurgie de cette ville, M. le Dr Bader m'a fait voir une pièce anatomique sur laquelle on voyait, au microscope, des taches noires siégeant dans les différentes couches de la rétine.

M. Follin nous a montré deux préparations microscopiques de rétinite pigmentaire : dans l'une, on voyait très-bien ces taches assez grandes et noires disséminées sur la surface de la rétine ; dans l'autre, qui présentait une coupe de la choroïde et de la rétine, on distinguait parfaitement ces deux membranes, et on voyait le pigment pénétrer dans différentes couches de la membrane sensitive.

La rétinite pigmentaire présente quelques points de ressemblance apparente avec d'autres affections, la choroïdite chronique, l'apoplexie de la rétine et l'hyperémie de cette membrane.

Dans une des variétés de la choroïdite chronique, dans celle que les Allemands appellent macération du pigment, on rencontre dans le fond de l'œil des taches disséminées, plus ou moins grandes et semblables à celles de la rétinite pigmentaire ; mais le siége de l'altération n'est pas le même. En effet, si l'on examine avec soin, on ne tarde pas à reconnaître que les taches, dans le premier cas, résident dans la choroïde, puisqu'on voit nettement les vaisseaux rétiniens passer au-dessus d'elles ; dans le second cas, au contraire, les taches pigmentaires cachent les vaisseaux, ainsi que nous l'avons dit. Les phénomènes symptomatologiques viennent encore éclairer le diagnostic différentiel : dans la macération de pigment, la vue est presque intacte ; dans la rétinite pigmentaire, elle est toujours altérée, quelquefois complétement éteinte.

J'ai vu, dans le dispensaire de M. Chassaignac, une dame, de la rue de l'Éperon, atteinte de choroïdite chronique : la choroïde ressemble à un archipel d'îlots noirs, et cependant cette dame brode comme à l'ordinaire : ce n'est que lorsqu'elle s'est livrée trop assidûment à son travail qu'elle éprouve quelque fatigue : elle vient alors trouver M. Chassaignac, qui, par quelques douches froides, fait disparaître ce malaise.

Dans l'apoplexie de la rétine, nous avons constaté des taches dans le fond de l'œil ; ces taches diffèrent de celles qui nous occupent en ceci : lorsqu'elles sont récentes, elles sont rouges ; lorsqu'elles sont anciennes, elles sont noirâtres ; mais sur leur périphérie on distingue des plaques blanchâtres.

Quant à l'hyperémie de la rétine, elle se distingue facilement de la rétinite pigmentaire par la forme et la coloration de ses taches, taches qui ne sont que le résultat d'une plus grande abondance et d'une plus grande réplétion des vaisseaux. Dans un degré plus avancé de la congestion, lorsque, ainsi que nous l'avons dit, la choroïde participe à l'altération, on aura recours pour faire le diagnostic différentiel aux signes que nous avons indiqués tout à l'heure à l'occasion des lésions de cette membrane.

La marche de cette maladie est lente, comme nous l'avons vu au commencement de cette description ; les symptômes de la première période peuvent rester stationnaires pendant un temps plus ou moins long. Mais les complications qui surviennent accélèrent cette marche et déterminent l'amaurose. D'après les observations de M. de Graefe, la durée varie entre dix et trente ans.

De ce que nous venons de dire, il suit que le pronostic est toujours fâcheux, et que l'amaurose est la terminaison plus ou moins éloignée, mais fatale, de la rétinite pigmentaire.

Le traitement est le plus souvent inefficace. On doit tout d'abord s'occuper des inflammations qui compliquent et aggravent la maladie ; pour cela, on aura recours aux antiphlogistiques.

M. Moreau propose de pratiquer la pupille artificielle dans le but de diminuer la pression oculaire. Mais cette opération ne sera qu'un palliatif ; c'est l'altération anatomo-pathologique qu'il faudrait enrayer dans sa marche ; et, il faut l'avouer, la thérapeutique est impuissante sur ce point.

DES EXSUDATS RÉTINIENS.

A la suite d'une inflammation ou d'une extravasation sanguine, on voit quelquefois se déposer sur la surface de la rétine, ou dans le tissu même de cette membrane, des taches de couleur, de forme, de grandeur et de densité variables : ces taches portent le nom d'exsudats.

On les rencontre à la suite d'inflammations aiguës ou chroniques de la rétine, et aussi dans l'amblyopie albuminurique. Mais il est une affection dans laquelle elles ne manquent jamais de se produire, nous voulons parler de l'apoplexie rétinienne.

Déjà, en parlant de cette dernière maladie, nous avons décrit les diverses modifications que subit le sang extravasé ; nous avons vu que l'épanchement sanguin, d'abord rouge, pâlit de la périphérie vers le centre, et se transforme en une tache d'un blanc sale, du bord de laquelle partent parfois de petits vaisseaux de nouvelle formation. Cette tache est un exsudat. Celui-ci est situé tantôt sur le trajet des vaisseaux qu'il recouvre, tantôt sur une portion de la rétine dont les vaisseaux ne sont pas visibles : c'est dans ce cas le produit d'une apoplexie capillaire.

Ces exsudats ont en général une forme irrégulière ; leur grandeur est en rapport avec la quantité de sang épanché. D'après les recherches nécroscopiques des Allemands, ils sont formés de fibrine coagulée.

Nous avons signalé ces dépôts fibrineux, résultat des ecchymoses qu'on observe dans la rétine des albuminuriques; chez ces derniers, on trouve en outre, autour de la papille, de petites taches isolées, saillantes, plus ou moins nombreuses, d'une couleur opaline, jaunâtre, et d'une grosseur variable; ces taches sont formées par des cellules granuleuses.

Elles grandissent à mesure que la maladie qui leur a donné naissance fait des progrès, et finissent par se réunir pour former une plaque assez étendue, réfléchissant fortement la lumière; cette plaque est l'exsudat graisseux dont nous avons parlé à propos de l'amblyopie albuminurique.

A la suite d'une inflammation aiguë ou chronique, on distingue sur la rétine des exsudats de nature inflammatoire, et qui diffèrent de ceux dont nous venons de parler en ce qu'ils réfléchissent beaucoup moins la lumière. Nous avons dit qu'on les rencontre tantôt sur les vaisseaux rétiniens, tantôt sur un autre point de la rétine, quelquefois autour de la papille; il n'est pas rare de les voir s'étendre et couvrir la moitié ou même la totalité de celle-ci. En même temps que ces taches apparaissent, on voit les vaisseaux rétiniens subir des modifications intéressantes au point de vue du diagnostic différentiel: les veines, inégalement remplies de sang, deviennent sinueuses; les artères, plus minces qu'à l'état normal, disparaissent çà et là sous les taches et reparaissent plus loin vers l'*ora serrata;* elles reparaissent plus amincies et quelquefois vides de sang. Cette éclipse partielle de la papille, cette disparition des vaisseaux sous les taches permet de ne pas confondre les exsudats rétiniens avec ceux de la choroïde qu'on observe plus fréquemment; ces derniers en effet ne masquent plus les vaisseaux de la rétine, qu'on peut suivre dans leur trajet.

En disséquant, en 1857, l'œil d'un vieillard, je trouvai vers la partie inférieure et antérieure, tout à fait près de l'*ora serrata*, un petit corps gros comme une tête d'épingle, très-dur, et très-adhérent à la rétine; celle-ci formait tout à l'entour une plaque d'un blanc sale. Le petit corps paraissait saillant; je le saisis avec une pince et l'arrachai avec difficulté. La rétine me parut moins sale qu'à l'entour; la choroïde, amincie et dépourvue de pigment en cet endroit, laissait voir la sclérotique. J'ai pensé que ce petit corps était le noyau du cristallin qui avait disparu; la présence de ce noyau avait donné naissance à une inflammation dont la plaque blanche était le produit.

Dans l'autre œil, le cristallin avait disparu sans laisser aucune trace.

Nous pouvons conclure de cette observation que, dans les cas de cataracte dure, l'abaissement du cristallin peut déterminer des inflammations intra-oculaires; dans ces cas l'extraction nous semble préférable.

Plusieurs fois nous avons eu l'occasion d'examiner des individus affectés de syphilis constitutionnelle qui se plaignaient d'une diminution progressive, quelquefois subite, de leur vue; leurs yeux ne présentaient extérieurement rien d'anormal, rien qui pût faire soupçonner une altération spécifique de la membrane sensitive. L'ophthalmoscope montrait les milieux de l'œil parfaitement transparents; mais en éclairant la papille, on la voyait confusément au travers d'un nuage plus ou moins épais, d'une couleur jaunâtre ou d'un jaune-gris; le nuage s'étendait vers l'*ora serrata*, où il devenait moins épais et prenait une couleur grise; les vaisseaux de la papille étaient tantôt engorgés, tantôt amincis. Ce nuage est un exsudat syphilitique, et on ne le rencontre pas seulement chez des sujets qui portent les signes d'une diathèse syphilitique, mais aussi chez des personnes qui ont contracté un chancre à une époque éloignée et se croient parfaitement guéries.

M. le Dr Bader a observé chez des individus atteints de syphilis constitutionnelle un grand nombre de flocons gris et blancs, du volume d'une tête d'épingle, nageant dans le corps vitré et changeant de place à chaque mouvement de l'œil; ces flocons ont leur siége dans le voisinage du cristallin, et ils échappent à la vue du malade et à l'examen du chirurgien qui inspecte seulement le fond de l'œil.

A la suite d'un traitement antisyphilitique le corps vitré reprit sa transparence qui lui faisait perdre la présence de ces flocons, et on put de nouveau suivre les vaisseaux rétiniens dans leur trajet. Dans des cas de ce genre, les malades ont quelquefois la sensation de mouches noires.

Ces accidents sont sujets à récidive. M. Testelin a donné des soins à un graveur qui présentait ces flocons dans le corps vitré, et qui fut, à plusieurs reprises, forcé d'abandonner son travail; l'humeur vitrée ne recouvra jamais son entière transparence; elle resta assez opaque pour ne plus permettre de distinguer la papille.

Bien que j'aie eu l'occasion d'examiner un assez grand nombre de sujets syphilitiques, je n'ai observé qu'une seule fois ces flocons du corps vitré: on en voyait trois qui changeaient de place pendant les mouvements de l'œil. C'est sur un malade qui venait consulter M. Deval que j'ai reconnu cette lésion; ce médecin a eu la complaisance de me communiquer les antécédents.

Un menuisier, âgé de 37 ans, demeurant à Boulogne-sur-Seine, se présente au dispensaire de M. Deval le 30 octobre 1852. Aveugle depuis un an, il distingue à peine les objets au travers d'un nuage rouge très-épais de l'œil droit; dans l'œil gauche le nuage est noir.

Le malade est resté trois mois à Necker, où il a été traité à l'aide de vésicatoires sur le front; aucune amélioration ne s'est manifestée. M. Deval, croyant avoir affaire à une amblyophie congestive, prescrit un traitement anticongestif qui n'amène aucun résultat.

10 janvier 1853. Cet habile médecin, en examinant avec soin le malade, reconnaît une exostose au tibia droit; le malade avoue alors qu'il a eu des chancres, des bubons, des plaques muqueuses à l'anus, des végétations; un traitement antisyphilitique est institué, et, le 7 février, le malade peut distinguer quelques objets. Continuation du traitement, et, le 23 avril, le malade reprend son travail.

Le 11 octobre, l'amélioration persistait.

Le 13, rechute. Même traitement, suivi de guérison le 17 juin 1854.

Le 11 janvier 1855, le malade quittait l'hôpital Beaujon, où il était resté deux mois et demi. La vue était presque impossible; le traitement mercuriel rendit possible la lecture d'un journal, mais de l'œil gauche seulement.

Le 23. Rechute et cécité à peu près complète. M. Deval prescrit l'iodure de potassium dans la tisane de Feltz, et des pilules d'or et de sodium. Au bout de quarante-quatre jours la vue est rétablie et le malade peut reprendre son travail.

La guérison se maintient jusqu'au mois de janvier 1859, époque à laquelle le malade perd subitement la vue; celle-ci se rétablit à la suite du traitement indiqué ci-dessus.

Le 12 avril, je vis le malade et l'examinai, avec M. Deval, à l'ophthalmoscope: les yeux ne présentaient extérieurement rien d'anormal; dans le corps vitré on voyait trois flocons qui flottaient et s'agitaient pendant les mouvements de l'œil. La surface de la rétine et la papille apparaissaient au travers d'un nuage grisâtre plus épais sur la surface papillaire que sur la rétine; les vaisseaux rétiniens, amincis, se montraient derrière un nuage sous une couleur rouge foncée; c'était évidemment un exsudat syphilitique.

Grâce au traitement antisyphilitique, la vue du malade s'est améliorée au point de permettre la lecture du n° 8 de Jæger.

Cette observation montre avec quelle ténacité l'amblyopie syphilitique reparaît malgré un traitement régulier; jamais du reste, dans ces affections, la vue ne reprend toute son intégrité : la maladie peut guérir, mais le fond de l'œil ne retrouve pas sa couleur et sa transparence normales.

J'ai observé trois malades affectés de cécité complète; un traitement approprié leur permit à tous les trois de lire le n° 6 et le n° 8 de Jæger. Les vaisseaux rétiniens redevinrent distincts dans tout leur trajet; mais la papille et la portion de la rétine qui l'entoure avaient perdu pour jamais leur état normal.

Avant la découverte de M. Helmholtz, les exsudats syphilitiques étaient tout à fait inconnus; il en résultait que, dans les cas de cécité plus ou moins subite, le médecin, croyant avoir affaire à une apoplexie ou à une congestion cérébrale, prescrivait les saignées, les purgatifs, et n'obtenait d'autre résultat de ce traitement que l'affaiblissement de son malade.

La connaissance de ces exsudats syphilitiques rend beaucoup moins grave le pronostic de certaines amblyopies plus ou moins complètes, qui autrefois étaient, de guerre lasse, abandonnées à elles-mêmes. L'observation suivante vient à l'appui de ce que nous avançons.

Un médecin de marine, âgé de 28 ans, jouissant d'une santé excellente, avait chassé pendant quelque temps et s'était assuré qu'il voyait parfaitement des deux yeux. Douze jours après, il retourna à la chasse. Quel ne fut pas son étonnement lorsqu'en fermant l'œil gauche pour viser une pièce de gibier, il ne peut plus distinguer le bout de son fusil! Il se frotte l'œil, essaye à plusieurs reprises de voir; toujours inutilement. Rentré chez lui, il se fait appliquer des sangsues à la tempe, des cataplasmes sinapisés aux jambes. La vue persiste à être obscure.

Il vient à Paris et consulte M. Follin, à l'hôpital Necker, le 11 mai 1859. M. Follin examine l'œil droit à l'ophthalmoscope : les milieux sont transparents; la pupille est couverte par des exsudats qui s'étendent en s'amincissant jusque sur la rétine; les vaisseaux pupillaires se voient difficilement, ceux de la rétine sont plus distincts. Le médecin, interrogé sur ses antécédents, fait connaître qu'il a été atteint, il y a deux ans et demi, d'une éruption syphilitique qui a disparu, bien que le traitement ait été irrégulier.

Le malade promet de suivre un traitement antisyphilitique; mais il devait bientôt partir en expédition, et il n'a pas été revu depuis.

Aujourd'hui les observations d'exsudats syphilitiques ne se comptent plus, et, pour ma part, j'en ai observé un assez grand nombre. Ce serait grossir sans grand intérêt le volume de ce travail, que de citer d'autres observations. Je dois dire cependant quelques mots du siége de l'altération.

Dans tous les cas où l'on observe des exsudats syphilitiques, la papille et la portion avoisinante de la rétine sont troubles, mais l'altération ne siége pas toujours au même endroit. Quelquefois, ainsi que nous l'avons dit plus haut, les taches occupent le corps vitré, mais le plus souvent elles sont placées derrière la rétine. M. le Dr Bader croit que ces taches sont dues surtout à des changements spécifiques qui se sont effectués dans la choroïde; la portion correspondante de la rétine souffre dans une étendue proportionnelle : la rétine, selon lui, ne serait altérée que consécutivement. Malgré le respect que nous professons pour l'opinion de cet habile micrographe, nous pensons que la membrane sensitive de l'œil peut être atteinte primitivement. Il est certain que l'inflammation primitive est rare, mais l'observation que nous avons rapportée à l'article *Rétinite syphilitique aiguë* nous semble ne pas permettre de révoquer en doute son existence.

En France et en Allemagne, ces lésions spécifiques ont été étudiées avec le plus grand soin sur le vivant : l'étude nécroscopique n'est pas aussi avancée : on n'a pas souvent l'occasion de la faire. En Angleterre, malades et chirurgiens se décident avec une extrême facilité à l'extirpation des yeux inutiles. Il y a bénéfice, du moins pour la science. Aussi l'anatomie pathologique des yeux a-t-elle fait plus de progrès dans ce pays que dans les deux autres.

M. le Dr Bader, chirurgien et conservateur du musée du Collége royal de chirurgie, a bien voulu me dicter l'observation suivante qui me semble très-intéressante aux points de vue de la multiplicité, de l'étendue et de l'importance des lésions, lésions dépendant de la diathèse syphilitique.

Un médecin, âgé de 43 ans, souffrant beaucoup de douleurs intra-oculaires, se décida à se faire extirper l'œil.

A l'âge de 20 ans, il fut infecté d'un chancre, et, à la suite, atteint d'une iritis syphilitique. Un traitement approprié fit disparaître la maladie en cinq ou six semaines; aucun affaiblissement de la vue ne persista.

Quatre ans plus tard, nouvelle iritis syphilitique; même marche, même traitement, même durée; les phénomènes inflammatoires se dissipent, mais la vue est diminuée à tel point que le malade voit l'ombre de la main sans pouvoir dire quel est l'objet qu'on lui présente. Aucune douleur, aucun signe inflammatoire ne se montre dans l'œil jusqu'à l'âge de 41 ans.

A cette époque, se déclare une troisième iritis présentant les symptômes, la marche et la durée des précédentes. Le long intervalle qui séparait cette attaque de la seconde, la persévérance avec laquelle le traitement avait été suivi, éloignèrent l'idée d'une cause spécifique; toutefois on eut recours au traitement qui, deux fois déjà, s'était montré efficace : les phénomènes inflammatoires disparurent, mais la vue fut complétement abolie.

Un an plus tard, nouvelle iritis, mais plus intense cette fois, plus longue et tellement douloureuse que le malade demande qu'on lui extirpe l'œil. L'opération fut pratiquée, et voici l'état de cet organe après l'extirpation :

La forme est normale; pas d'allongement antéro-postérieur; le nerf optique paraît sain; la cornée a perdu en partie sa transparence; la chambre antérieure ne présente rien à noter. La face antérieure de l'iris est sale et la pupille rétrécie de moitié. La chambre postérieure n'existe plus : elle est effacée par une synéchie postérieure formée par de la lymphe mêlée de pigment; la capsule lenticulaire est couverte de cette lymphe plastique. La substance cristallinienne est jaunâtre; le corps vitré est remplacé par un liquide jaunâtre, très-transparent; la sclérotique est normale et conserve ses rapports avec la choroïde. Les corps ciliaires n'ont rien d'anormal.

Les traces laissées par les produits inflammatoires étaient bien accusées sur la partie postérieure de l'iris et la partie de la choroïde correspondant à la rétine; les lésions de la choroïde étaient tellement caractérisées qu'elles indiquaient leur âge, pour ainsi dire, l'époque de leur production. Ces produits sont : 1° des plaques osseuses, produits de la première attaque de la maladie; 2° des dépôts calcaires blancs, mêlés à du tissu fibreux; cette trasformation calcaire correspond à la deuxième attaque; 3° des taches transparentes, dues à la destruction du pigment de la choroïde et à l'oblitération de ses vaisseaux; ces altérations ont pris naissance lors de la troisième attaque; 4° enfin une grande quantité de lymphe toute fraîche vers la région équatoriale de l'œil, entre la choroïde et la rétine, et surtout vers l'*ora serrata*. La production de cette lymphe répond à la dernière iritis.

La plaque osseuse placée autour du nerf optique présentait de petites taches blanchâtres, opaques; elle adhérait à la face antérieure de la choroïde; la rétine était remplacée par un tissu fibreux, fortement adhérent à la plaque osseuse.

Les dépôts calcaires situés vers la partie équatoriale de la choroïde, plus rapprochés de l'*ora serrata* que du nerf optique, avaient une coloration moins foncée que celles des plaques osseuses.

Entre celles-ci et les dépôts calcaires, se voyaient des taches transparentes dues à la destruction du pigment et à l'oblitération des vaisseaux, et des taches noires formées par des cellules hexagonales. On trouvait encore entre ces produits des taches pigmentaires dans le tissu rétinien.

La lymphe, épanchée vers l'*ora serrata*, entre la choroïde et la rétine, ressemblait tout à fait à celle de l'iris : même coloration, même transparence, même vascularité; cette lymphe sortait des vaisseaux capillaires choroïdiens en perforant la lame élastique et en déplaçant l'épithélium de la choroïde, dont elle changeait la transparence. La lymphe était en quantité si considérable, que la rétine était décollée en partie; le décollement était plus considérable en dehors qu'en dedans. En arrière de cette lymphe, un liquide jaunâtre occupait l'espace compris entre la choroïde et la rétine décollée; ce liquide était semblable à celui qui remplaçait le corps vitré; du reste, une communication existait entre les deux cavités par une perforation de la rétine.

Voilà donc, sous l'influence d'une cause spécifique, quatre sortes d'altérations : de la lymphe; du pigment pénétrant dans le tissu propre de la rétine, consécutivement à une inflammation de la choroïde; du cartilage, de l'os.

En résumé, les exsudats syphilitiques siégent tantôt dans le corps vitré, tantôt dans la rétine; mais leur siége de prédilection, trois fois sur quatre, selon M. de Graefe, est la portion de la choroïde qui entoure la papille du nerf optique.

TUMEURS FIBREUSES DE LA RÉTINE.

Jusqu'à ces derniers temps on a confondu, sous la dénomination de *cancer*, la plupart des tumeurs qu'on observe dans le fond de l'œil.

En 1856 nous avons publié, dans la *Gazette des hôpitaux*, une observation qui a été reproduite dans la 4e édition de l'ouvrage de Mackenzie, et qui présente un cas assez curieux de tumeur fibreuse de la rétine : l'examen microscopique de la tumeur a été fait par M. Desanneaux, interne des hôpitaux, et vérifié par M. le Dr Hairon, professeur à l'Université de Louvain.

Voici l'observation :

Un homme de 79 ans, d'une constitution faible et d'un tempérament lymphatique, est admis, comme aliéné, à l'hospice de Bicêtre, dans le service de M. Moreau (de Tours), le 1er août 1856. Il meurt le 10, à dix heures du matin, et son corps est immédiatement transporté à l'amphithéâtre.

Vingt-quatre heures après la mort, on peut constater les lésions suivantes :

L'œil droit est sain; l'œil gauche offre d'une manière générale, à l'aspect extérieur, quelque chose de terne, d'opaque. La convexité de la cornée est à l'état physiologique; aucune déformation, aucune tache ne s'y fait remarquer. En regardant de côté le globe oculaire, on voit la chambre antérieure considérablement diminuée, selon le diamètre antéro-postérieur. La face postérieure de la cornée est saine; pas de synéchie antérieure. L'iris présente la teinte verdâtre particulière à l'inflammation chronique de ce diaphragme. La pupille est complétement oblitérée. On incise transversalement l'iris dans toute sa largeur, avec les plus grandes précautions, de peur d'atteindre la capsule; malheureusement on ne peut arriver à ce but, par suite d'adhérences intimes multipliées entre la face antérieure de la capsule et la face postérieure de la membrane (synéchie postérieure). Une pression légère, opérée avec les doigts sur le globe oculaire, fait sortir le cristallin par l'ouverture pratiquée à l'iris. Cette lentille, opaque à sa périphérie, offre à son centre une dureté remarquable et une opacité non moins grande, signes non équivoques de cataracte mixte.

Il est difficile de constater l'état du corps vitré, mais il est extrêmement probable qu'il y avait synchysis étincelant, car la portion qui touche à la rétine offre une grande quantité de cristaux de cholestérine faciles à reconnaître avec le microscope.

Voici maintenant quel était l'état de la membrane rétinienne : à la face antérieure est une tumeur d'un blanc sale, dure au toucher comme du cartilage ; sa forme est pyramidale, son sommet est tourné en avant, sa base tournée en arrière; le volume de cette base offre en hauteur 5 millimètres, et en largeur 10 millimètres. Une ligne, menée du sommet au centre de la base, présente une longueur de 14 millimètres; elle est située immédiatement en dedans et un peu en bas de la papille du nerf optique, qu'elle envahit en outre complétement sans la dépasser en dehors. Très-intimement adhérente à la rétine, avec laquelle elle fait corps, elle s'avance jusqu'aux insertions antérieures de cette membrane. La moitié externe de la rétine est décollée de la choroïde et repliée au devant de la tumeur. La choroïde est entièrement saine par sa face externe, elle adhère fortement avec la rétine au niveau de la tumeur, et, dans toute l'étendue de cette tumeur, offre un épaississement très-remarquable de 2 millimètres au moins et une coloration grisâtre ; elle ne peut être séparée que par déchirement.

L'examen microscopique de la tumeur est fait par M. Desanneaux, interne du service de M. Després, et très-familier avec les recherches microscopiques. En voici le résultat décrit par lui-même : «Comme élément de cette tumeur, j'ai trouvé un tissu fibreux sous forme de petits faisceaux larges de 1 millimètre, solidement unis entre eux par de la matière amorphe, transparents, et ne se décomposant nettement en fibrilles que sur les bords. Entre ses faisceaux, étaient irrégulièrement disséminées des myélocytes entièrement analogues à ceux qui entrent dans la structure de la rétine à l'état sain, assez nombreux pour représenter le dixième environ de la masse totale de la tumeur; ils affectaient la forme de noyaux ovoïdes de 6 millimètres, sans nucléoles, mais remplis en partie de très-fines granulations élémentaires. Enfin la tumeur renfermait encore une quantité considérable de larges cristaux de cholestérine. Je n'y ai pas trouvé de vaisseaux.»

L'année suivante, 1857, en examinant à l'ophthalmoscope un vieillard de Bicêtre, je fus frappé de voir, vers la partie interne de l'équateur de l'œil droit, une tumeur d'une coloration sale, paraissant siéger sur la rétine et présentant à peu près les mêmes dimensions que celle dont nous venons de parler. Ce vieillard était affecté de strabisme convergent; l'œil gauche fermé, il voyait en haut, en bas et en dedans, mais ne distinguait rien en dehors; il ne pouvait que très-peu diriger l'œil droit de ce dernier côté; cette gêne dans le mouvement du globe était due à un tissu cicatriciel formé sur le trajet du tendon du muscle droit interne, à la suite de trois opérations successives de ténotomie pratiquées sans résultat. Le malade mourut; j'étais absent à l'époque de sa mort, et j'ai vivement regretté de n'avoir pu m'assurer de la nature de la tumeur.

On peut cependant tirer un utile enseignement de cette observation: c'est la nécessité de bien explorer le fond de l'œil avant de se décider à pratiquer la ténotomie dans les cas de strabisme. Cette opération avait été tout à fait inutile dans l'exemple que nous citons: en effet, avant la formation du tissu cicatriciel, le muscle droit externe n'était nullement paralysé, et le malade disait que lorsqu'il fermait l'œil gauche, il sentait que son œil droit était attiré en dehors: pour accommoder son œil, il le ramenait toujours en dedans.

Le strabisme acquis n'est d'ailleurs pas aussi rare qu'on pourrait le croire; il peut être consécutif à une altération de la choroïde, à une anesthésie partielle de la rétine, à une insertion anormale du nerf optique, enfin à une tumeur ou à un encéphaloïde de la rétine.

DE L'OSSIFICATION APPARENTE DE LA RÉTINE.

A la suite de phlegmasies de longue durée des membranes oculaires, et principalement de la choroïde, à la suite d'une lésion traumatique, il se dépose, entre la rétine et la choroïde, des produits inflammatoires, qui subissent diverses transformations, et peuvent se métamorphoser en cartilage ou en tissu osseux. La membrane sensitive éprouve consécutivement des altérations plus ou moins graves. Tantôt elle se détache simplement de la choroïde, comme l'a observé M. le professeur Cloquet (4e édition de Mackenzie, page 219) ; tantôt elle se replie sur elle-même. Panizza, en examinant l'œil d'un homme de 60 ans, qui avait perdu la vue à la suite d'une ophthalmie interne, trouva, entre la choroïde et la rétine, une couche blanche, dure, d'une ligne à peu près d'épaisseur ; cette couche était formée de substance calcaire : la rétine était rassemblée sur elle-même. D'autres fois cette membrane est complétement détruite. Enfin elle peut se transformer en tissu fibreux, ainsi que nous le montre l'observation d'exsudat syphilitique que nous avons rapportée plus haut.

Cette disparition ou cette transformation fibreuse, compliquée de la métamorphose des produits morbides en cartilages ou en os, a fait croire à l'ossification de la rétine. Presque tous les auteurs décrivent cette dernière affection, et M. le professeur Nélaton a bien voulu me faire part d'un cas de ce genre qu'il a observé récemment, et qui, je crois, se rapporte aux lésions dont nous venons de parler.

Mise en doute par Mackenzie, l'ossification de la rétine est niée d'une façon absolue par Carion, Panizza, MM. Follin et Bader. Nous partageons tout à fait leur opinion ; ce que l'on a pris pour la rétine ossifiée, c'étaient les produits inflammatoires transformés en tissu osseux ; la rétine avait disparu.

A l'appui de cette manière de voir, nous rapporterons deux faits intéressants que nous avons rencontrés au musée de l'hôpital ophthalmique de Londres. Dans le premier cas, les produits morbides n'ont subi encore que la transformation cartilagineuse.

B...... âgé de 68 ans, homme robuste, vit, il y a huit ans, de l'œil droit, des lumières colorées comme l'arc-en-ciel. Il en fut ainsi pendant six mois, puis l'œil s'enflamma spontanément. Cet état dura quatre mois, et le malade perdit la vue. Six mois après, l'œil gauche suivit la même marche. Le globe de l'œil a été présenté au musée par M. le Dr Buller, chirurgien des ateliers de Lambeth.

État des yeux avant l'excision. — Œil gauche. Intérieur normal ; seulement le cristallin est opaque et la pupille fixe, de grandeur moyenne; la lumière n'est pas perçue.

Œil droit. La lumière n'est pas perçue; l'extérieur du globe est normal, seulement la cornée est opaque et grise. La forme et la tension de l'œil sont normales. Le nerf optique paraît sain; une portion de la sclérotique et de la choroïde a été laissée autour du nerf optique; on a laissé une autre portion de l'*ora serrata* en avant, le reste a été enlevé. Il s'écoule de l'œil un liquide jaune, transparent, visqueux. La sclérotique a son épaisseur normale; elle est en contact avec la choroïde. La surface externe de celle-ci est d'un brun foncé; à sa surface interne, adhère une substance d'un blanc bleuâtre, de consistance cartilagineuse, plus épaisse près des parois ciliaires. De nombreux filaments de cette même substance sont épars et adhèrent à une masse blanchâtre, inégale, d'apparence fibreuse, en forme d'entonnoir, s'étendant à tout l'espace borné par la choroïde, et adhérant à l'entrée du nerf optique et à l'*ora serrata*. La cavité de cette rétine détachée, reste de l'espace autrefois occupé par le corps vitré, est remplie par un liquide jaunâtre.

On avait d'abord mis la préparation dans de la glycérine qui la rendit trop transparente : on la plaça dans un mélange d'eau et de naphte qui lui rendit son aspect naturel.

La substance blanchâtre (du cartilage) et la surface interne de la choroïde peuvent être vues sur la préparation; du pigment adhère à cette subtance là où la choroïde a été coupée.

On a enlevé la plus grande partie de la sclérotique et de la choroïde, et le globe est suspendu à l'entrée du nerf optique.

Examen microscopique. Le liquide retiré de l'espace compris entre la choroïde et la rétine décollée ne donne pas de dépôt à l'ébullition, mais répand une forte odeur de corne brûlée à l'évaporation. Des globules de térébenthine surnagent. Il n'y a pas de cause de dépôt jaunâtre en dehors du liquide transparent : le dépôt n'a pas de structure distincte.

Le nerf optique paraît de grandeur normale; il est jaunâtre, transparent. Une grande quantité de pigment est déposée dans le tissu cellulaire qui entoure les faisceaux nerveux. Les dépôts cartilagineux sur la face interne de la choroïde et la face externe de la rétine sont un intéressant échantillon des changements de tissu qui précèdent l'ossification.

Dans l'observation suivante, il s'agit d'une ossification véritable.

Alexandre B....., malade du Dr Bowmann, âgé de 57 ans, avait joui d'une bonne santé jusqu'à il y a trois ans. A cette époque, il commença à s'enrhumer, à tousser, et s'alita à plusieurs reprises pour une bronchite chronique accompagnée de palpitations. Il est devenu plus faible dans ces derniers temps et a d'abondantes expectorations.

Ses yeux avaient toujours été très-sains. Il y a quinze ans, il ressentit dans l'œil gauche des douleurs accompagnées de trouble dans la vision. Cet état dura trois mois, puis le malade ne put, de cet œil, que compter les doigts. Depuis, à peu près tous les deux ans, survinrent des attaques dont la durée varia de deux à six semaines. Après chaque attaque, la vue devenait plus mauvaise. Pendant quinze mois, la perception de la lumière a été impossible de l'œil gauche; celui-ci s'enflammait chaque fois qu'il prenait froid. L'œil droit suivit les mêmes phases, mais à un degré moindre. Il eut le même nombre d'attaques; elles commençaient d'ordinaire une semaine après celles de l'œil gauche. Il y eut toujours moins d'inflammation et de douleur de l'œil droit, avec lequel le malade peut compter les doigts quand ils sont très-rapprochés.

On fit l'excision de l'œil gauche et la ligature de l'iris de l'œil droit.

État des yeux avant l'excision. — *Œil droit.* Le malade voit l'ombre des objets éloignés et compte les doigts de très-près; la tension est plus considérable qu'à l'état normal; la sclérotique est d'un blanc sale, les vaisseaux ciliaires considérables, la rétine très-injectée; la cornée inégale et vasculaire, sa portion centrale brumeuse; l'iris, bleuâtre, décoloré; la pupille immobile, de grandeur moyenne, comme tirée de haut en bas.

Œil gauche. Nulle perception de la lumière; tension et forme normales; conjonctive et région ciliaire congestionnées; cornée inégale, ulcérée et transparente en certains points; chambre antérieure petite; iris bleu, décoloré; papille fixe, petite et tirée en bas.

État des yeux après l'excision. Une semaine après l'opération, la douleur avait cessé. Le malade reconnaît les petits objets. La conjonctive et la sclérotique sont congestionnées; la cornée inégale, vasculaire, avec un léger dépôt crayeux; chambre antérieure normale; iris bleu, décoloré; pupille noire et fixe et tirée en bas.

Le globe est un peu mou dans la région ciliaire. On sent le bord irrégulier d'une substance dure sous la sclérotique : cette substance s'étend en arrière. La forme du globe paraît normale. On n'a pas examiné les parties situées en avant des parois ciliaires. Le nerf optique paraît plus petit que d'ordinaire et d'une couleur grisâtre. On a excisé une portion de la sclérotique derrière la région ciliaire et près du bord de la substance dure. La surface externe de la choroïde paraît normale; les îlots de pigment sont bien marqués; on sent une substance dure attachée à la surface interne. On a excisé une partie de la choroïde au bord de cette substance; il s'écoula du globe un liquide jaunâtre et transparent. On a enlevé de larges portions de la sclérotique, de la choroïde et de cette substance. La sclérotique est un peu plus mince que d'habitude; elle est en contact avec la choroïde. A la surface rétinienne de la choroïde, adhère une substance blanchâtre, de l'os, d'une épaisseur considérable, qui se termine, près de l'*ora serrata*, par une ligne irrégulière et abrupte. La choroïde, au delà de cette ligne et vers les parois ciliaires, est parsemée de petits granules blancs. Une masse blanchâtre, la rétine détachée, est suspendue dans l'espace borné par l'os; elle adhère à la papille et à l'*ora serrata*.

La préparation a été conservée dans l'alcool; on peut y voir l'épaisseur de l'os et ses rapports avec le reste du globe; on distingue aussi une masse blanchâtre qui se trouve le long du bord de l'os.

Examen microscopique. Entre l'os et la rétine détachée, liquide transparent et corpuscules sanguins; tissus membraneux remplis d'une épaisse quantité de granules transparents.

Pigment très-abondant dans la choroïde; la couche pigmentaire paraît d'un brun foncé et irrégulière; la face interne ou rétinienne de la choroïde est parsemée de granules blancs enclavés dans une membrane grisâtre, lisse, qui adhère à la choroïde. On n'aperçoit ni ces granules ni cette membrane sur la choroïde dépouillée de la production osseuse; la choroïde, séparée de celle-ci, ne change pas dans l'acide acétique pur. Depuis la membrane blanchâtre et lisse qui adhère à la surface interne de la rétine, là où celle-ci n'est pas en rapport avec l'os, la membrane est parsemée de petits granules blancs.

On trouve des amas de granules de phosphate de chaux entourés de tissu fibreux, et des granules isolés répandus sur le tissu membraneux lisse. Après l'addition d'acide acétique, les granules ont disparu sans production de bulles d'air, et le tissu fibreux est devenu un peu plus transparent.

La rétine détachée est transparente; on voit au travers d'elle le cristallin blanc et opaque et ce qui reste du corps vitré.

J'ai étudié ces pièces avec beaucoup de soin; j'ai vu d'une manière évidente que la rétine ne participait pas à la transformation cartilagineuse ou osseuse; cette transformation portait sur les produits inflammatoires situés entre la rétine et la choroïde.

Le corps vitré participe quelquefois à l'altération. Si l'on fait alors une coupe transversale du globe et qu'on retire l'humeur vitrée, en frappant le fond de l'œil avec un stylet, on éprouve une sensation particulière produite par la résistance d'un corps dur, qui n'est autre chose que l'ossification des produits inflammatoires.

En résumé, d'après les diverses observations que nous avons citées, nous pensons que l'ossification n'atteint jamais la rétine.

ENCÉPHALOÏDE DE LA RÉTINE.

Les recherches microscopiques de M. Robin ont mis hors de doute l'existence de l'encéphaloïde de la rétine. Cette affection se rencontre rarement chez l'adulte ; c'est dans l'âge le plus tendre qu'elle a été observée le plus fréquemment. Ainsi, sur les 24 cas recueillis par M. Wardrop, 20 s'étaient présentés sur des sujets âgés de moins de 12 ans; et de ces 20 cas, le plus grand nombre avaient été rencontrés sur des enfants de 2 à 4 ans. M. Desmarres a cependant opéré un homme âgé d'une quarantaine d'années, et qui était affecté de cette terrible maladie.

Nous décrirons trois périodes dans l'encéphaloïde de la rétine.

1re *période.* A cette époque de l'affection, l'œil ne présente extérieurement rien d'anormal ; ni rougeur ni gonflement. La pupille est mobile; les malades n'accusent aucune douleur; ils se plaignent seulement d'une diminution de la vue. En examinant le fond de l'œil dans un demi-jour, on aperçoit, sur la portion de la rétine qui est le siége du mal, quelque chose de brillant comme l'œil du chat : Beer, frappé de ce phénomène, l'avait désigné sous le nom de *chat amaurotique.*

L'ophthalmoscope fait découvrir une tumeur faisant saillie sur la surface de la rétine, tumeur fixe, brillante, sillonnée par des vaisseaux qui émanent de la papille ; celle-ci, et la partie de la rétine indépendante de la tumeur, conservent leur état normal.

2e *période.* A mesure que l'affection fait des progrès, la tumeur augmente de volume ; petit à petit, elle envahit l'espace autrefois occupé par le corps vitré et finit par le remplir complétement ; elle se met en contact avec la face postérieure du cristallin ; celui-ci pousse en avant l'iris déjà altéré ; l'iris s'applique contre la cornée ; de ces mouvements, résulte la destruction des deux chambres de l'œil. La pupille est déformée, très-dilatée ; ces changements de forme précèdent même le contact de la tumeur avec le cristallin. Les membranes extra-oculaires sont injectées, enflammées ; les paupières œdémateuses. Le globe oculaire augmente de volume, devient dur. Pendant que ces modifications se passent dans l'œil, le malade éprouve des douleurs lancinantes. Inutile de dire que la vue est complétement abolie.

3e *période*. Dans cette période la distension de l'œil est plus considérable, la cornée est bombée ; la sélérotique s'amincit, les paupières sont infiltrées et distendues. La rupture du globe se fait à la fin. Tantôt elle se fait en avant, tantôt en arrière : un liquide jaunâtre, mêlé de sang, s'échappe par la déchirure. Le malade alors se sent soulagé ; mais les douleurs ne tardent pas à reparaître. La tumeur fait saillie en dehors, repousse les paupières, détruit les tissus voisins et finit par acquérir un volume considérable ; des hémorrhagies, des suppurations, surviennent, et le malade succombe.

Tels sont les symptômes par lesquels se traduit cette redoutable affection. Les causes en sont tout à fait inconnues ; quelques auteurs reconnaissent la scrofule comme cause prédisposante ; mais, il faut l'avouer, il n'y a rien de moins certain que l'étiologie de cette maladie.

Lorsque l'encéphaloïde de la rétine a pris les proportions que nous avons signalées dans la dernière période, le diagnostic n'est pas difficile. Il n'en est pas de même au début de l'affection.

On pourrait peut-être confondre cette lésion qui commence, avec un décollement de la rétine ; M. Desmarres donne pour caractère distinctif la fixité de la tumeur : nous avons vu, en effet, que dans le décollement, on peut suivre les mouvements, les ondulations de la membrane décollée.

On la distinguera de certains exsudats graisseux, sous la dépendance d'une néphrite albumineuse, si on fait l'analyse des urines et si on examine avec soin l'état général du malade.

Au commencement de la deuxième période, alors que du liquide est épanché entre la choroïde et la rétine décollée, celle-ci perd sa coloration brillante et prend celle du liquide épanché ; il n'est pas impossible de prendre alors l'encéphaloïde pour une cataracte ; M. Carron du Villards avoue être tombé dans cette erreur.

Dès que l'encéphaloïde remplit la cavité orbitaire, les douleurs lancinantes qu'éprouve le malade, la distension et la dureté du globe oculaire, viendront éclairer le diagnostic. Ce dernier signe paraît assez important à M. de Graefe pour lui faire soupçonner la présence d'un cancer, toutes les fois qu'il se montre, même avant que la tumeur occupe tout à fait la place de l'humeur vitrée.

Toutefois il est facile de confondre l'affection qui nous occupe avec une ophthalmie interne terminée par suppuration. M. Desmarres rapporte, dans son livre, un cas de cette dernière maladie, qui avait été prise, par plusieurs ophthalmologistes, pour un encéphaloïde, et ce savant chirurgien avoue qu'il s'y serait trompé lui-même, s'il n'avait pas suivi l'altération dans sa marche depuis le début.

Un enfant de la campagne est amené à la Clinique pour un coup de fourchette qu'il a reçu dans l'œil. L'inflammation ne se déclare qu'au bout de quelques jours, et des fausses membranes légères se montrent dans la pupille ; elles se résorbent sous l'influence d'un traitement antiphlogistique énergique. Alors apparition au fond de l'organe d'une plaque jaunâtre, un peu convexe, en tout point semblable à l'encéphaloïde au début, sauf qu'il n'y a point de vaisseaux. La plaque s'étend de plus en plus, et, après trois jours, enveloppe complétement le corps vitré en arrière. Cet état persiste deux mois.

C'est alors, continue M. Desmarres, que j'envoie le malade à quelques ophthalmologistes, qui, prenant l'affection pour un encéphaloïde, veulent, les uns qu'on ne fasse rien, le fongus étant trop avancé, les autres qu'on enlève l'œil aussitôt. Trois ou quatre mois après, l'œil était un peu mou; un an plus tard, il était complétement atrophié. La plaque jaunâtre du fond de l'œil était devenue blanche et avait pris tous les caractères d'une fausse membrane.

La marche de cette maladie, rapide dans les deux dernières périodes, est lente dans la première. Mackenzie a vu l'affection rester stationnaire pendant trois ans, puis tout à coup faire des progrès tels, qu'en quelques semaines la tumeur non-seulement avait rempli la cavité orbitaire, mais atteignait un volume triple de celui de l'œil normal.

L'encéphaloïde siége dans la seconde couche de la rétine, ou couche granuleuse. M. Sichel en cite, dans son *Iconographie ophthalmologique*, un cas qu'il décrit sous le nom de *pseudo-encéphaloïde*. L'examen microscopique en fut fait par M. Robin; nous en donnons un résumé, et ajoutons que M. Robin nous a affirmé y avoir trouvé un véritable encéphaloïde. La tumeur appartient à un enfant de 2 ans.

Toutes les membranes sont complétement intactes; aucune altération morbide ni dans le tissu cellulaire ni dans les muscles de l'orbite. Tout le mal a son siége dans la rétine, qu'on peut séparer d'ailleurs de la choroïde comme à l'état normal; très-vascularisée et épaissie là où elle est contiguë à la choroïde, elle est surmontée à sa partie interne d'une masse pulpeuse d'un gris rougeâtre, sale, presque diffluente, et parsemée de petits grains blancs très-abondants.

A l'examen, on trouve qu'aucun élément hétéromorphe n'entre dans la composition de cette tumeur, qui est formée exclusivement par l'hypergenèse des éléments anatomiques normaux de la rétine, avec addition d'une matière amorphe. Ces éléments, en outre, ont une disposition différente et irrégulière; on voit en effet, dans la couche qui avoisine la choroïde: 1° les bâtonnets épars çà et là, avec ou sans leur extrémité sphérique; 2° les myélocytes sont encore disposés en couches, et offrent les caractères normaux, sauf quelques changements de forme dus à une légère pression; ils sont aussi un peu granuleux. Il en est de même de la couche des cellules nerveuses de la rétine, qui ont subi plus ou moins d'altérations et sont devenues en partie granuleuses.

Quant à la masse pulpeuse qui fait saillie dans le globe, elle est composée : 1° d'une certaine quantité de matière amorphe ; 2° de myélocytes isolés en grande quantité ; d'autres en amas, réunis par de la matière amorphe ; beaucoup, parmi ceux qui sont isolés, offrent des granulations graisseuses ; 3° des cellules nerveuses soit isolées, soit réunies par petits amas ; 4° des corps granuleux, inflammatoires ou exsudatifs.

Les grains blanchâtres dont nous avons parlé plus haut sont des granules microscopiques de phosphate de chaux, isolés ou bien réunis en petits amas par de la substance amorphe ; beaucoup existent entre les myélocytes, quelquefois en nombre assez grand pour les masquer plus ou moins.

Comme on le voit, les tumeurs de la rétine, selon M. Robin, ne sont pas formées par le tissu cancéreux, mais par l'hypergenèse des éléments anatomiques normaux, parmi lesquels les myélocytes jouent le premier rôle.

Traitement. — M. Sichel pense que, sous l'influence d'un traitement antiphlogistique très-énergique, l'encéphaloïde peut s'atrophier et même se résorber et disparaître complétement. Nous ne pouvons partager l'opinion de l'éminent ophthalmologiste. Est-il rationnel de croire que l'encéphaloïde se comporte dans l'œil d'une façon tout opposée à celle qu'on observe dans les autres parties du corps ? N'est-il pas plus vraisemblable de penser que ce qu'on a pris pour un encéphaloïde, dans les cas où cette terminaison heureuse s'est rencontrée, était une altération bien différente? Tel le cas cité par M. Desmarres et que nous avons rapporté plus haut; tel cet autre rapporté par Panizza : Donagana extirpa l'œil d'un enfant de 20 mois, six semaines après le commencement de la maladie; il croyait avoir affaire à un fongus. Quatre ans après, le mal n'avait pas récidivé; il s'agissait d'un décollement de la rétine, qui à l'autopsie fut reconnu par Panizza.

Le traitement antiphlogistique nous semble tout à fait inutile dans cette affection. Le seul moyen thérapeutique efficace consiste dans l'extirpation de l'œil.

CYSTICERQUE DE LA RÉTINE.

Le cysticerque de la rétine est une affection excessivement rare en France; depuis que je fréquente les cliniques ophthalmologiques, je n'en ai pas trouvé d'exemple; j'ai vu seulement en 1856, dans le dispensaire de M. Desmarres, un parasite de cette espèce occupant le corps vitré.

En Allemagne cette affection s'observe assez souvent. M. de Graefe, qui le premier a reconnu le cysticerque du fond de l'œil, cite, dans ses *Archives ophthalmologiques*, plusieurs exemples de cysticerque dans la rétine. En voici une observation rapportée dans les *Annales d'oculistique*, 1856, page 181.

Une femme de 20 ans, d'une constitution un peu faible, ayant eu pendant son enfance de fréquentes épistaxis et une céphalalgie avec sensation de pulsations, céphalalgie qui dure encore et ne laisse que de courts intervalles de repos, mariée depuis deux ans et demi, accouchée il y a quinze mois, se présente enceinte de cinq mois, Peu de jours après l'époque probable de sa conception, elle remarqua devant l'œil gauche un léger voile qui couvrait tout le champ de la vision; elle vit dès lors des apparitions lumineuses circulaires, qui se reproduisirent périodiquement, tandis que la vision diminua au point que la malade ne pouvait plus distinguer les mouvements de la main en bas et en dehors. Huit semaines auparavant, elle avait pu momentanément reconnaître les gros objets à la suite d'introduction de camphre dans l'oreille. L'œil gauche, plus mou que le droit, ne présente pas d'aplatissement sensible, correspondant aux muscles droits; l'iris, décoloré, a une teinte verdâtre, sale; la pupille, légèrement dilatée et immobile, quand cet œil est exposé à la lumière, est un peu mobile quand celle-ci agit sur l'autre œil. L'humeur aqueuse présente un léger trouble diffus.

L'examen ophthalmoscopique montra d'abord dans le corps vitré une membrane plissée, assez transparente, mobile, paraissant adhérer en certains points, notamment en dedans et en bas, à la rétine détachée. En tout cas, il ne pouvait être question là d'un ramollissement de la rétine, cette membrane n'adhérait pas au nerf optique et ne présentait pas les dessins vasculaires qui la caractérisent. Dans le quart externe et supérieur du fond de l'œil, on voit se refléter, au travers de la membrane librement libre en ce point, une vésicule verdâtre, circulaire, qui s'allonge en bas et se termine par le renflement de la tête, dont le reflet est plus clair et plus blanc; mais on ne peut distinguer les suçoirs caractéristiques, à cause du trouble de l'humeur aqueuse et de la membrane qui enveloppe le corps vitré. L'observation montra les mouvements de contraction et d'ondulation de la vésicule, et ceux d'allongement du cou, qui ne rentrait jamais complétement dans la vésicule.

Cette affection, dit M. de Graefe, n'est pas rare : on l'observe surtout dans les pays où le tænia est fréquent.

On a proposé pour traitement des vésicatoires autour de l'orbite, pansés avec du calomel et de la santonine (Alezzi). M. de Graefe a proposé et pratiqué l'extirpation par la cornée, avec une pince à pupille artificielle.

DE LA DISTENSION DE LA RÉTINE.

A la suite des inflammations intra-oculaires, et principalement de celles de la choroïde, la sclérotique s'amincit et se distend, tantôt vers la région équatoriale, tantôt, et c'est le cas le plus fréquent, vers la partie postérieure de l'organe. Cette lésion avait été décrite par Scarpa sous le nom de *staphylome postérieur ;* depuis la découverte de l'ophthalmoscope elle a pris celui de *scléro-choroïdite postérieure.* Cette affection a été très-bien décrite par M. le Dr Noizet, dans sa thèse inaugurale, 1858 : elle se montre sous la forme d'une tumeur plus ou moins volumineuse, résultat de la distension de la sclérotique et de la choroïde. Dans ces circonstances, la rétine doit subir l'une des modifications suivantes : ou bien elle se détache de la choroïde, ou bien elle se déchire, ou bien enfin elle est distendue et ne cesse pas d'adhérer aux parties sous-jacentes : c'est ce qui arrive le plus souvent.

Cette distension de la rétine a été trouvée dans un grand nombre d'autopsies. M. Sichel en a consigné plusieurs cas dans son ouvrage cité plus haut. Dans l'un d'eux, les trois membranes étaient tellement adhérentes qu'il était impossible de les séparer sans les déchirer ; le pli de la rétine était effacé, la rétine elle-même était amincie.

Tout dernièrement, M. Follin a trouvé, sur un œil staphylomateux, la sclérotique extrêmement mince ; la choroïde avait complétement disparu dans les points correspondant à cet amincissement, la rétine était fortement adhérente à la face antérieure du staphylome. Une partie de la rétine adhérente, examinée au microscope, présentait une hémorrhagie capillaire parfaitement dessinée.

Les symptômes de la distension rétinienne ne sont pas propres à cette lésion ; ce sont les symptômes de l'affection qui lui donne naissance ; c'est une myopie plus ou moins grande selon le volume du staphylome.

DÉVELOPPEMENT DE FIBRES NERVEUSES A MOELLE DANS LA RÉTINE.

Pour terminer ce qui a rapport aux altérations de la rétine, nous parlerons d'une affection extrêmement rare, mais dont l'existence est bien constatée, et qui consiste dans le développement dans la rétine de fibres nerveuses à moelle.

M. Follin, dans ses leçons ophthalmoscopiques, nous faisait voir sur les yeux d'un lapin une disposition très-curieuse de la rétine. De la périphérie de la papille, partaient quatre faisceaux représentant une croix de Malte ; ces faisceaux se terminaient en pointe vers la région équatoriale du globe, et semblaient avoir 3 ou 4 millimètres de largeur à leur base ; ils tranchaient par leur coloration foncée sur les autres parties de la rétine, au travers desquelles on voyait très-bien les *vasa vorticosa*. Cette disposition, physiologique sur le lapin, s'observe chez l'homme dans certaines conditions pathologiques.

M. Virchow l'explique de la manière suivante :

« Dans l'intérieur de la fibre nerveuse, on voit le cylindre de l'axe sous forme de filament très-fin, pâle et d'une grande délicatesse ; il est entouré d'une masse résistante, à contours tranchés, qui se coagule et vient former çà et là des gouttelettes : c'est la moelle du nerf, ou gaîne médullaire, ou myéline ; elle remplit l'espace compris entre le cylindre de l'axe et la membrane extérieure. C'est à cette moelle que le nerf doit son aspect blanchâtre ; partout où elle existe, le nerf est blanc ; là où elle manque, il est grisâtre et transparent. »

M. Virchow dit avoir tiré des conséquences pratiques de cette disposition (*Pathologie cellulaire*, p. 193) :

« C'était dans la rétine, dit-il, là où la masse nerveuse, grise et transparente d'habitude, était devenue opaque et blanchâtre : je trouvai autour de la pupille du nerf optique, chez un malade où l'on s'attendait à trouver des altérations bien différentes, des stries blanchâtres, radiées, dans un point où d'ordinaire la rétine est transparente ; l'aspect de cette lésion ressemblait à ce qu'on observe quelquefois chez les chiens et presque toujours chez les lapins. A l'examen microscopique, je trouvai que des fibres nerveuses à moelle s'étaient développées dans la rétine, tout comme chez les animaux dont nous venons de parler ; en examinant ces fibres, à partir des parties moyennes de l'œil jusque vers la papille, on les voyait augmenter de volume d'une manière insensible d'abord, puis on reconnaissait de la manière la plus distincte la sécrétion de moelle nerveuse dans leur intérieur. C'est une sorte de déformation qui restreint notablement les fonctions de la rétine ; cette fine membrane devient de plus en plus opaque, car la moelle empêche les rayons lumineux de la traverser. »

ALTÉRATIONS DE LA PAPILLE DU NERF OPTIQUE.

En décrivant les altérations de la rétine, nous avons dit que la papille participe à ces altérations.

Cependant celle-ci se présente quelquefois sous des aspects variés que nous devons étudier à part, bien que la rétine ne soit pas étrangère à la maladie.

La papille peut ne pas occuper dans le fond de l'œil sa position habituelle; cet état est désigné sous le nom d'*insertion anormale du nerf optique.*

Consécutivement à certaines affections, les amauroses intra-oculaires ou extra-oculaires par exemple, elle éprouve quelquefois des modifications qui portent sur sa forme, son étendue, sa coloration; elle peut s'enfoncer ou s'effacer pour être remplacée par une cupule; elle peut être le siége d'une infiltration ou enfin s'atrophier.

Nous décrirons sommairement ces altérations.

Insertion anormale du nerf optique.

Lorsque cette anomalie existe dans un œil, on doit, pour découvrir la papille à l'aide de l'ophthalmoscope, faire prendre à l'axe optique une direction différente de celle que nous avons recommandé de donner dans l'examen ordinaire.

Nous avons parlé, en étudiant la papille physiologique, de cet amaurotique que nous avons observé dans le service de M. Follin, et dont la papille échappa à l'ophthalmoscope au premier examen et ne se montra qu'après que nous eûmes donné différentes directions à l'organe visuel.

Cette anomalie s'observe très-rarement; les personnes qui en sont atteintes se plaignent d'un affaiblissement de la vue, et sont affectées de strabisme.

Cet affaiblissement de la vue ne dépend pas de l'impuissance de la rétine; l'usage de verres convexes améliore en effet considérablement cet état, et rend en même temps plus évidente la déviation de l'axe optique.

Un jeune homme de 22 ans vient consulter M. de Graefe, et se plaint d'une faiblesse de l'œil droit qui lui permet à peine de lire les gros caractères. Comme les verres convexes augmentaient considérablement la faculté de distinguer les gros objets, que rien d'anormal ne se montrait soit à l'extérieur, soit à l'intérieur de l'œil, que l'axe visuel était incertain, et que le jeune homme ne pouvait préciser l'époque de son mal, M. de Graefe pensa avoir affaire à une faiblesse de la vue, et recommanda au malade d'exercer séparément son œil en employant les verres convexes, qui paraissaient le mieux convenir. En effet, au bout de quelque temps, celui-ci pouvait lire sans lunettes un petit caractère d'impression; mais, plus la vision s'améliorait, plus aussi devenait évidente la déviation de l'axe visuel droit. (*Annales d'oculistique,* 1855, p. 43.)

M. de Graefe, en examinant l'œil à l'ophthalmoscope, découvrit une insertion anormale du nerf optique.

Le seul traitement qu'on puisse employer dans cette affection consiste dans l'usage de verres convexes.

Enfoncement de la papille.

La papille occupe, à l'état physiologique, le même plan que la rétine, et les vaisseaux qui en émanent se distribuent dans la membrane sensitive, sans présenter ni courbure ni déviation. Dans les affections glaucomateuses par suite de la pression intra-oculaire, et dans certaines amauroses cérébrales anciennes par suite de l'atrophie des éléments du nerf optique, la papille est repoussée en arrière, est enfoncée, et les vaisseaux, après l'avoir traversée, sont obligés, pour gagner la rétine, de se courber.

Cet enfoncement de la papille et cette courbure des vaisseaux se voient très-bien, à l'ophthalmoscope, chez les individus affectés de glaucome; c'est un signe précieux, dans le diagnostic de cette affection, à ajouter aux symptômes extérieurs, tels que la distension et la dureté du globe, l'engorgement et la disposition sinueuse des vaisseaux sous-conjonctivaux, la perte partielle de la sensibilité cornéale, la dilatation et l'immobilité de la pupille. L'ophthalmoscope montre encore un phénomène bien important, qui, pour M. de Graefe, est le signe pathognomonique des affections glaucomateuses : c'est le pouls veineux et le pouls artériel spontané.

Dans la première période du glaucome, la papille, d'une couleur blanche pâle, est entourée d'un cercle jaunâtre; les artères conservent encore leur calibre normal : elles se divisent sur la papille excavée, dont elles suivent la concavité, puis remontent sur ce cercle pour se répandre sur la rétine. La courbure des veines est plus prononcée que celle des artères : les veines en effet pénètrent dans la papille vers la périphérie; arrivées près du cercle jaunâtre, elles disparaissent sous le rebord saillant que ce cercle forme sur l'enfoncement papillaire, et reparaissent vers un point plus ou moins voisin du centre de la papille : on voit ces veines engorgées et tortueuses; leurs pulsations se montrent non-seulement sur la papille, mais à 2 et 3 millimètres au delà. Le pouls artériel est également constaté, si la pression intra-oculaire est considérable; sinon une légère pression suffit à le produire.

Dans la seconde période, les vaisseaux sont devenus plus minces; la papille est plus profondément enfoncée : elle s'atrophie et devient d'un blanc pâle, quelquefois légèrement verdâtre.

La rétine participe à cette altération; M. Hulke l'a vue parsemée de petites ecchymoses produites par des hémorrhagies capillaires. Ces extravasations proviennent, selon lui, des couches internes de la rétine, et se font dans l'épaisseur même de cette membrane. Les capillaires de celle-ci sont irrégulièrement dilatés, et ses autres éléments ne sont pas altérés; mais plus tard, quand surviennent des altérations qui portent tous les caractères de l'atrophie, les capillaires sont dilatés, d'une couleur foncée, granuleux ; ils sont farcis de granulations ou de petits blocs pigmentaires rouges. La structure de la rétine disparaît dans les points affectés ; on ne voit plus à la place de ses éléments normaux que de petites taches grisâtres et opaques. (*Archives gén. de méd.*, 1859, p. 492.)

Dans certaines amauroses cérébrales, on observe l'enfoncement de la papille. Dans ces cas, les vaisseaux ne sont pas disposés de même que dans le glaucome ; ils sont amincis dès le commencement ; la papille prend une coloration blanche et nacrée, et devient plus petite. Ces caractères permettront de distinguer l'enfoncement amaurotique de l'enfoncement glaucomateux : ici il est pour ainsi dire produit mécaniquement par une pression intra-oculaire ; là c'est, comme l'a fort bien fait remarquer M. de Graefe, une rétraction de l'extrémité antérieure du nerf optique. (Voir, pour plus de détails, les travaux de M. de Graefe dans les *Annales d'oculistique*, 1858, p. 229.)

La vue des personnes atteintes de cette affection diminue progressivement et finit par être complétement abolie.

La marche de l'affection est tantôt lente, tantôt rapide.

Le traitement, lorsque l'enfoncement est sous la dépendance du glaucome, consiste dans l'emploi des antiphlogistiques les plus énergiques et l'iridectomie.

A côté de ces affections glaucomateuses, nous citerons l'observation suivante, qui a avec elle quelques caractères de ressemblance relativement au début, à la marche et aux signes ophthalmoscopiques, mais qui en diffère au point de vue de l'anatomie pathologique.

S. W....., âgé de 57 ans, était, il y a deux ans, à l'hôpital Saint-Barthélemy, atteint d'un érysipèle de la face ; un mois après, pendant la convalescence, il s'aperçut qu'un brouillard grisâtre rendait sa vue obscure.

Ce brouillard disparut de l'œil droit, persista devant le gauche, devint de plus en plus épais.

Au bout de quinze mois, nulle sensation lumineuse n'était perçue de ce côté.

Cinq mois après, l'œil droit était atteint de nouveau, et aujourd'hui le malade se conduit difficilement.

État actuel. — *OEil droit.* Tension et mouvements normaux; sclérotique bleuâtre; cornée transparente; iris châtain clair; pupille large et immobile, irrégulièrement dilatée; cristallin un peu trouble.

OEil gauche. Léger strabisme en dehors, globe dur, mouvements normaux; les autres particularités comme dans l'œil droit.

Pas de douleurs; pas de phosphènes.

Examen ophthalmoscopique. Les deux yeux sont examinés le jour de l'opération.

OEil gauche. Cornée et cristallin légèrement troubles; les autres milieux situés au devant de la choroïde transparents. Le pigment ne se voit que faiblement dans la portion de la choroïde la plus rapprochée de l'entrée du nerf optique, et qui est d'un rouge sale; un peu plus loin, on aperçoit le rouge vif normal de la choroïde entourant des îlots de pigment d'un brun foncé. La papille est ronde et très-bien marquée; sa périphérie, constituée par un bord blanc étroit, entoure un espace bleuâtre finement tacheté de gris, et dont la portion la plus rapprochée de la tache jaune a la forme d'un croissant gris bleuâtre, croissant qui est plus marqué au niveau du rebord blanc. Les vaisseaux traversent le tiers externe de cet espace; les deux tiers les plus rapprochés de la tache jaune en sont comparativement exempts. La plus grande partie des vaisseaux se ramifient en haut et en bas, se dirigeant vers la tache jaune; les petits vaisseaux se recourbent au niveau du cercle blanc et disparaissent. Les veines, tant qu'elles sont sur la rétine, sont d'un rouge foncé, volumineuses, et à dilatations irrégulières; dès qu'elles arrivent sur le cercle blanc, elles se recourbent brusquement en bas et deviennent d'un rouge pâle. Deux petits vaisseaux d'un rouge vif (artères) traversent la papille optique et se répandent sur la rétine, sans paraître se recourber au niveau du bord blanc.

L'œil droit offre le même aspect : le croissant bleuâtre y est moins marqué, et la quantité de sang qui y circule est plus considérable.

Comme traitement, on pratiqua l'iridectomie de l'œil droit. Dissection de l'œil gauche immédiatement après l'excision.

Le globe est plus dur que la veille de l'excision; la portion intra-oculaire du nerf optique est normale. On divise l'œil en deux moitiés, l'une antérieure, l'autre postérieure.

Le corps vitré ne présente rien d'anormal. Dans l'humeur aqueuse, transparente, on voit flotter des granules de pigment brun, auxquels sont attachés des lambeaux transparents de forme irrégulière.

La moitié postérieure paraît normale à l'œil nû, à l'exception de la papille qui a disparu, laissant une petite cupule nettement délimitée : cette cupule est revêtue d'une substance transparente.

En enlevant l'humeur vitrée, on voit que la papille a disparu, laissant un creux, à la partie la plus profonde duquel on aperçoit les faisceaux jaunâtres du nerf optique et les intersections qu'y forment les faisceaux du *fascia cribrosa;* les parois de la cupule sont formées par la sclérotique, la choroïde et la rétine.

Un grand nombre de portions de la choroïde et de la rétine ont été examinées au microscope; trois d'entre elles suffiront à donner une idée sommaire de ce qui s'y rencontrait; l'une prise près de la cupule, une autre dans la région médiane, la troisième près de l'*ora serrata.*

Portion voisine de la papille. La choroïde et les cellules hexagonales sont normales. Le champ du microscope présentait, au delà des bâtonnets et des bulbes, des plaques grisâtres, translucides. Les cellules nerveuses sont en grande partie obscurcies par des plaques grisâtres, amorphes, translucides, et par d'autres plaques de molécules de pigment brun, offrant, les unes une disposition linéaire, les autres une disposition irrégulière. On aperçoit distinctement sur les bords de la préparation les cellules nerveuses et les masses grisâtres amorphes déposées parmi elles, et l'on peut reconnaître les contours des vaisseaux rétiniens. Il faudra de nouvelles recherches pour décider si ce sont des cellules nerveuses qui se transforment en cette masse grisâtre, ou si, au contraire, celle-ci se dépose au milieu d'elles.

Rétine (surface choroïdienne). Tout à fait à la superficie, on voit des fibres radiées transparentes du nerf optique; un peu hors du foyer, les gros vaisseaux rétiniens et un réseau assez épais de capillaires qui recouvrent les parties décrites plus haut. Dans quelques rares endroits, les vaisseaux normaux de la rétine et les bâtonnets sont visibles, pendant que les fibres du nerf optique se trouvent aussi au foyer. Les capillaires qui recouvrent les nombreuses taches grisâtres ont une disposition anguleuse, et offrent des dilatations irrégulières; près de la cupule, les fibres nerveuses disparaissent dans la masse amorphe.

Portion intermédiaire à la cupule et à l'ora serrata. Choroïde, cellules hexagonales, bâtonnets et cônes, à l'état normal. Au delà de ces derniers, taches grisâtres, transparentes. A la surface hyaloïdienne, faibles traces des fibres optiques transparentes, et, plus profondément, grande quantité de molécules de pigment répandues sur une surface transparente; enfin un réseau serré et irrégulièrement disposé de capillaires à dilatations inégales recouvre la substance grise amorphe et s'y ramifie.

Portion voisine de l'ora serrata. Choroïde, cellules hexagonales, bâtonnets à l'état normal ; le reste de la rétine comme ci-dessus. Le nombre des fibres nerveuses optiques et des cellules nerveuses normales est en raison directe de celui des capillaires et des plaques grisâtres.

M. Bader conclut, de cette observation, qu'il existe une affection spéciale de la rétine, qu'il désigne sous le nom de *ramollissement de la rétine,* à laquelle les autres tissus participent secondairement ; que cette affection peut être diagnostiquée dès sa première période ; enfin que la rétine peut paraître saine à l'œil nu et à l'ophthalmoscope, bien qu'elle soit le siége des changements morbides que nous venons de décrire.

Le traitement est ici le même que celui du glaucome.

DE L'HÉMIOPIE.

On appelle hémiopie une altération de la vue qui consiste dans la suppression d'une moitié du champ visuel. Le plus souvent, c'est la moitié latérale droite ou gauche des objets que le malade ne peut voir ; mais c'est quelquefois la moitié supérieure ou l'inférieure qu'il ne peut distinguer : ces derniers cas sont rares.

D'après les observations publiées dans les différents traités de chirurgie oculistique, cette affection se montre à des intervalles variés et n'a chaque fois, en général, qu'une courte durée. Wollaston, qui en était atteint, a publié un mémoire sur ce sujet (*Transactions philosophiques*) ; il dit qu'à la suite d'un violent exercice de trois heures, il s'aperçut qu'il ne voyait que la moitié de la figure d'un homme qu'il rencontra ; pendant quinze minutes, il en fut de même pour tous les objets. Quinze mois après, sans cause appréciable, le même trouble de la vue reparut et dura vingt minutes.

Wollaston a observé plusieurs cas de cette affection qu'il explique par la semi-décussation des nerfs optiques, semi-décussation qu'Isaac Newton avait déjà signalée (Mackenzie). L'ophthalmoscope ne fait rien voir dans les yeux des personnes atteintes d'hémiopie, et l'explication de ce curieux phénomène n'a pas encore été donnée satisfaisante.

Certaines tumeurs intra-crâniennes produisent tantôt une cécité complète, tantôt une hémiopie. L'ophthalmoscope permet alors de reconnaître les altérations de la rétine et de la papille du nerf optique.

M. de Graefe a fait, l'année dernière, à la Société de biologie, une communication que nous reproduisons.

Un individu hémiplégique, dément en grande partie, et atteint en outre d'une paralysie de la septième paire, de convulsions épileptiformes à retours périodiques, était affecté de cécité complète avec dilatation très-prononcée des pupilles. L'examen ophthalmoscopique donna le résultat suivant : la papille du nerf optique était bombée et formait en avant de la rétine une saillie irrégulièrement hémisphérique; la substance paraissait opaque, rouge, injectée, et parsemée çà là de petits foyers apoplectiques. Au pourtour de la papille, dans une étendue de 2 à 3 millimètres, la rétine était opaque, injectée comme la papille elle-même. La nécroscopie ayant été pratiquée, on trouva dans le crâne une tumeur sarcomateuse qui comprimait l'hémisphère opposé au côté paralysé. Les troncs des nerfs optiques étaient parfaitement sains, mais la papille était altérée; on y reconnaissait une infiltration séreuse et en même temps une hypertrophie du tissu cellulaire interstitiel; quant aux éléments nerveux, ils avaient été comprimés et avaient subi conséquemment une atrophie très-prononnéé. Les mêmes phénomènes ophthalmoscopiques et les mêmes altérations de la papille optique ont été rencontrés par M. de Graefe dans trois autres cas, où, comme dans le précédent, une tumeur intra-crânienne volumineuse comprimait et aplatissait fortement la masse encéphalique. C'est à cette compression de l'encéphale et à la stase veineuse qui en est la conséquence, que doivent être rapportées, suivant M. de Graefe, l'infiltration et, plus tard, l'hypertrophie des éléments celluleux de la papille optique et des parties adjacentes de la rétine. Quoi qu'il advienne de cette explication, les faits, quant à présent, paraissent indiquer qu'une relation existe entre l'état particulier de la papille optique dont il vient d'être question et la compression de l'encéphale, déterminée par une tumeur intra-crânienne volumineuse.

Des altérations de la rétine et du nerf optique, qui n'ont rien de commun avec les précédentes, mais qui, comme elles, peuvent amener rapidement la cécité, se rencontrent dans certains cas de cérébrite, alors même que cette affection présente l'évolution rapide propre aux maladies aiguës. Ici les lésions du nerf optique et de la rétine accusent un travail inflammatoire. La papille n'est pas seule altérée; le tronc lui-même est atteint dans toute son étendue. L'inflammation paraît débuter à l'extrémité cérébrale du nerf qui la reçoit, si l'on peut ainsi dire, du cerveau, et la transmet ensuite, de proche en proche, jusqu'à la rétine. Celle-ci est en dernier lieu bientôt envahie dans les parties centrales d'abord, puis à la périphérie.

Cette rétinite diffuse, consécutive à une *névrite* descendante, produit, on le conçoit, très-rapidement une cécité complète, double ou unilatérale, suivant les cas. Tant que l'altération reste bornée à l'encéphale et qu'elle n'intéresse pas encore directement le nerf optique ou la rétine, il n'y a pas, à proprement parler, de cécité. Le seul trouble de la vision qu'on puisse observer alors, c'est l'hémiopie mono ou bilatérale. Il en est de même dans les cas où un foyer hémorrhagique, ou toute autre lésion circonscrite, siége soit dans un des corps striés, soit dans une des couches optiques, sans intéresser directement les nerfs optiques ou la rétine. En pareille circonstance, il n'y a jamais cécité; l'amblyopie hémiopique, mono ou bilatérale et symétrique, s'observe au contraire très-communément. Ce dernier fait a depuis longtemps conduit M. de Graefe à partager l'opinion de Wollaston, concernant la semi-décussation des nerfs optiques.

Cette communication est reproduite textuellement d'après la *Gazette médicale*, 1860; elle nous montre l'hémiopie sous la dépendance d'une compression des nerfs optiques et une infiltration de la papille et de la rétine consécutive à cette compression.

Lorsque l'ophthalmoscope permet de découvrir dans la papille des lésions qui se montrent simultanément à l'hémiopie, il convient de rechercher la cause de ces lésions et de la combattre par les moyens appropriés.

INFILTRATION SÉREUSE DE LA PAPILLE.

Dans les amblyopies, plus ou moins complètes, dépendant de la compression directe ou indirecte du nerf optique par une tumeur intra-crânienne ou une autre lésion, la circulation rétinienne se trouve gênée ; une certaine quantité de sérosité s'infiltre dans le tissu papillaire et lui donne une coloration jaunâtre, sale, semblable à celle de la rétine dans le décollement séreux. L'ophthalmoscope fait voir alors la papille plus large qu'à l'état physiologique, gonflée ; ses bords, mal limités, se confondent avec le tissu rétinien infiltré. Les vaisseaux, principalement les veines, inégalement remplis de sang, ne tardent pas à devenir filiformes, ce qu'on observe du reste dans toutes les amauroses d'une certaine durée, et sont cachés en partie ou en totalité par un nuage blanchâtre.

Cette infiltration papillaire est surtout visible dans certaines amblyopies albuminuriques où la rétine ne participe pas, du moins d'une manière évidente, à l'infiltration.

Tout récemment j'ai observé une femme enceinte de sept mois et complétement aveugle ; les yeux ne présentaient extérieurement rien d'anormal, si ce n'est une large dilatation des pupilles ; les milieux étaient transparents. L'ophthalmoscope me fit voir les papilles d'un blanc sale, excessivement larges, rondes et très-régulières : les vaisseaux avaient à peu près leur calibre normal et semblaient sillonner une surface convexe. La rétine paraissait saine. L'examen des urines démontra la présence de l'albumine. C'est du quatrième au cinquième mois de sa grossesse que cette femme s'aperçut d'une diminution de la vue : il y a six semaines seulement que celle-ci est complétement perdue.

Le pronostic de cette affection est très-grave.

Le traitement consiste à combattre la cause, mais il est le plus souvent inefficace.

ATROPHIE DE LA PAPILLE ET DE LA RÉTINE.

L'atrophie de la rétine se montre toujours, soit simultanément, soit consécutivement, avec celle de la papille ; nous ne séparons pas ces maladies dans leur description.

Nous devons d'abord rappeler certains détails sur lesquels nous avons insisté en parlant de l'anatomie de la papille; nous avons vu que la papille est généralement ronde, d'une couleur blanche et brillante, qu'elle présente trois cercles concentriques, reconnaissables à leurs différences de coloration, que les artères se distinguent des veines par une teinte d'un rouge plus vif; nous avons vu naître des artères de petits vaisseaux plus abondants sur la portion externe que sur l'interne, et donnant par conséquent au segment externe de la papille une coloration plus rosée.

Ces caractères physiologiques vont être modifiés de différentes façons dans l'affection qui nous occupe, c'est pourquoi nous avons cru devoir les rappeler.

En effet, dans certaines amauroses dépendant d'une altération ancienne des membranes internes, si des exsudats de diverses natures ne cachent pas la papille, on voit, indépendamment d'autres désordres, celle-ci perdre sa coloration habituelle, comme dans la rétinite pigmentaire, devenir d'un blanc pâle; les petits vaisseaux papillaires disparaissent, et les vaisseaux rétiniens centraux subissent un amincissement considérable.

D'autres fois, à la suite d'une compression de la rétine dans l'irido-choroïdite, par exemple, la papille perd la position qu'elle occupait sur le même plan que la rétine, et s'enfonce dans l'anneau sclérotical : celui-ci se montre sous une couleur jaunâtre. La papille prend alors une teinte nacrée, verdâtre; son diamètre est rétréci, ses vaisseaux deviennent filiformes; elle a, en un mot, tous les phénomènes que l'anatomie a démontrés dans l'atrophie.

Lorsque l'atrophie de la papille dépend d'altérations des membranes intra-oculaires, sa marche est assez difficile à suivre; l'examen ophthalmoscopique n'est pas facilement praticable, surtout au commencement de l'affection. Mais, lorsqu'elle est consécutive à une lésion extra-oculaire, par exemple, une tumeur osseuse du sommet ou des parois de la cavité orbitaire, une inflammation du tissu cellulaire péri-oculaire, une apoplexie cérébrale, une tumeur de la base du crâne, une altération de la moelle épinière, dans ces cas, disons-nous, l'ophthalmoscope permet d'assister à l'évolution de la maladie; il montre les divers changements qui s'opèrent dans le fond de l'œil, et explique les modifications que subit la vision pendant que la maladie fait des progrès.

L'observation suivante, que nous avons recueillie à Bicêtre, dans le service de notre regrettable maître M. Després, démontre d'une manière évidente ce que nous avançons :

Julien B..., âgé de 60 ans, d'une constitution moyenne et d'un tempérament sanguin, a été frappé d'apoplexie il y a six ans, et, par suite de cette affection, de paralysie des membres inférieurs. Depuis, ses membres ont en partie recouvré leurs mouvements, et le malade, admis à l'hospice de Bicêtre comme indigent, peut marcher et même se rendre jusqu'à Paris en s'aidant de béquilles.

Jusqu'au mois d'octobre de 1856, B..... s'était trouvé dans un état de santé satisfaisant. A cette époque, il se plaignit d'une douleur sourde qu'il ressentait dans la région temporo-zygomatique gauche, et entra dans le service de M. Després le 3 octobre.

Le 4 octobre, M. Després examine le malade : toutes les fonctions s'accomplissent comme à l'état normal; l'appétit est ordinaire, les digestions faciles; nulle gêne de la respiration ; le pouls est normal, il n'y a pas de fièvre. L'examen de la région douloureuse ne montre rien d'anormal; la coloration et la température sont tout-à fait physiologiques; la pression cependant augmente la douleur. M. Després diagnostique une névralgie, et prescrit 0 gr. 50 de sulfate de quinine.

Le lendemain 5 octobre, la douleur persiste, mais n'a pas augmenté. — Même prescription.

Le 7, pas d'amélioration. — L'administration du sulfate de quinine est suspendue; cataplasmes laudanisés.

Le malade se plaint de respirer difficilement et de ne pouvoir se moucher. M. Després reconnaît dans la narine gauche un polype muqueux, qu'il extirpe ; la respiration devient plus facile à la suite de l'opération.

Le 10. La douleur devient plus intense dans la région temporo-zygomatique; rien d'anormal cependant ne se voit extérieurenent; toutes les autres fonctions s'exécutent toujours bien. — M. Després prescrit l'alcoolature d'aconit, qui, dans les névralgies, amène souvent un bon résultat.

Quinze jours après, aucune amélioration; la douleur de la partie malade était calmée par des cataplasmes laudanisés.

Le 26. La région temporo-zygomatique était tuméfiée; la peau tendue, un peu rouge; pas de fièvre.

Ce jour-là, j'examinai les yeux du malade à l'ophthalmoscope, et voici ce que je pus constater :

Les milieux de l'œil droit parfaitement transparents, la papille du nerf optique ronde et d'une couleur rosée; l'accumulation de pigment, qu'on observe chez quelques individus, n'existe pas; les vaisseaux rétiniens ont une disposition normale; les trois ou quatre petits vaisseaux qu'on voit naître du côté interne des gros vaisseaux, phénomène nullement pathologique, et qui se séparent sur la moitié interne de la papille, sont parfaitement visibles. En pressant sur l'œil, on voit très-bien le vide se faire dans les veines, et on produit le battement veineux. L'œil gauche présente le même état.

Le 28 octobre, la tuméfaction était bien accusée, mais limitée à la partie douloureuse; ni fluctuation ni fièvre.

Le 30, la tuméfaction a gagné du terrain; la joue gauche est tuméfiée, rougeâtre, douloureuse à la pression; la température un peu élevée; la paupière supérieure, gonflée, œdémateuse, est affectée d'un prolapsus presque complet, que le malade ne peut vaincre qu'avec beaucoup de difficultés; les mouvements du globe oculaire s'exécutent facilement. Si on soulève cette paupière œdématiée, on trouve la cornée saine, et, tout autour de celle-ci, mais principalement à sa partie supérieure, un bourrelet conjonctival (chémosis séreux); à la partie inférieure, les vaisseaux sous-conjonctivaux sont gonflés; la pupille est mobile et la vue est bonne. L'examen ophthalmoscopique ne montre pas de changement notable, cependant la papille du nerf optique est moins rosée du côté gauche que du côté droit.

9 novembre. Le prolapsus de la paupière supérieure est complet, et le malade ne peut ouvrir l'œil. En soulevant du doigt la paupière, on observe que le globe oculaire est saillant, que ses mouvements en bas et en dedans sont conservés, mais sont difficiles en haut et en dehors. L'ophthalmoscope fait voir l'état suivant :

Dans l'œil droit, rien d'anormal dans la transparence des milieux, ni dans la rétine, ni dans les vaisseaux rétiniens; les petits vaisseaux, que nous avions reconnus le 26 octobre, ont disparu; la papille est devenue un peu ovoïde, sa coloration a perdu de son blanc brillant, et se rapproche de la coloration de l'œil des amaurotiques. La vue, du reste, est de beaucoup diminuée, et le malade ne peut plus distinguer les barreaux de la fenêtre ; la vue de l'œil gauche est excellente.

Le 12. Saillie plus considérable de la tumeur temporo-zygomatique; vers l'angle externe de l'œil, tumeur molle, saillante; le globe oculaire est repoussé en dedans (strabisme convergent) ; pupille de l'œil droit plus dilatée, moins mobile que celle de l'œil gauche; les vaisseaux rétiniens de l'œil droit sont plus minces que ceux de l'autre œil; la papille est très-manifestement ovoïde; son diamètre vertical est plus grand que le transversal; sa couleur est d'un blanc pâle. La vue diminue de plus en plus.

Le 16. Augmentation de tous les symptômes signalés précédemment; gêne dans les mouvements de la mâchoire, obstruction de la narine gauche; l'œil droit est saillant en avant et en dedans, la paupière de plus en plus volumineuse; le toucher au travers de celle-ci donne une sensation de dureté qu'on n'éprouve pas de l'autre côté; la vue est tellement diminuée, que le malade ne distingue plus les personnes qui passent au pied de son lit; la pupille est complétement dilatée et immobile, les vaisseaux rétiniens très-minces, la papille allongée et d'un blanc mat.

Le 17. Le malade accuse dans le fond de l'œil une douleur sourde qui est augmentée par la pression.

Le 18. Souffrance plus vive, s'étendant à toute la moitié gauche de la tête et de la face, et accompagnée de fièvre; l'écartement de la mâchoire est très-douloureux : le doigt introduit dans la bouche fait sentir, en arrière et à gauche, sur le bord de la mâchoire supérieure, quatre petites tumeurs occupant le bord externe des alvéoles des grosses molaires. Ces petites tumeurs, dont la forme est conoïde et le volume comme celui d'un noyau de cerise, donnent au doigt la sensation qu'on éprouve en touchant une tumeur graisseuse. M. Després, appuyant d'une main sur l'une de ces tumeurs, de l'autre, sur la tumeur faciale, sent une fausse fluctuation. La paupière supérieure, extrêmement tuméfiée, rend impossible l'examen de l'œil.

Le 19. Malgré la tuméfaction, on soulève la paupière : la vue est complétement perdue. L'ophthalmoscope fait voir la papille toujours allongée, comme si on la pressait entre les doigts; sa coloration, autrefois d'un blanc mat, est devenue lardacée.

Le 20, même état.

Le 21. Engorgement d'un ganglion sous-maxillaire; douleur très-vive et impossibilité pour le malade d'ouvrir la bouche. M. Després, après avoir écarté la mâchoire, fait sur l'une des tumeurs une ponction exploratrice qui donne issue à une matière semblable à de l'encéphaloïde.

Le 21. Fluctuation dans la fosse temporale. Incision de 4 à 5 centimètres de long, suivie d'écoulement d'une grande quantité de pus; en pressant sur la région faciale, on fait aussi sortir du pus par la narine gauche; le doigt introduit dans la plaie fait sentir l'apophyse orbitaire externe du frontal et l'os malaire dépourvus de leur périoste. Une sonde de femme traverse la région sphéno-maxillaire, et pénètre dans la narine gauche par le trou sphéno-palatin.

Le 25. Les symptômes ont diminué d'intensité; peu de fièvre. Le malade se sent mieux.

Le 26. Dégonflement presque complet des paupières; le globe de l'œil a repris en partie ses mouvements; l'écartement des mâchoires est facile. Le malade demande à manger.

Le 28. Aspect normal de la face; la narine gauche est libre, les paupières dégonflées. Mouvements de l'œil et de la pupille libres; mais la vue est complétement perdue. La plaie est en voie de cicatrisation par première intention.

Trois ou quatre jours après, le malade quitte le service. Avant son départ, je l'examine à l'ophthalmoscope, et ne constate rien de plus que dans les précédents examens.

En résumé, voici les lésions constatées : diminution du calibre des vaisseaux rétiniens; disparition des petits vaisseaux papillaires, changement de forme de la papille; substitution, à la coloration normale, d'une couleur lardacée.

B..... rentre dans le service de M. Després, au mois de juin 1858, c'est-à-dire dix-huit mois après, se plaignant de la même affection. L'examen ophthalmoscopique montra la papille sous la même forme, mais les vaisseaux considérablement amincis.

Le malade mourut le 25 juin, sans cause évidente.

Autopsie. Le muscle temporal est ramolli; tumeur pénétrant dans la cavité orbitaire par la fente sphéno-maxillaire. Pas d'examen microscopique. Abcès du cerveau.

Nerf optique gauche atrophié, et d'un diamètre moindre de moitié que celui de son congénère. L'examen microscopique, fait par M. Desanneaux, interne de M. Després, montre les détails suivants : épaississement considérable du névrilème; tissu fibreux très-abondant, non-seulement dans le névrilème, qu'il constitue presque en totalité, mais encore dans l'épaisseur même du nerf; fibres nerveuses très-rares, faciles à apercevoir seulement au centre du nerf, irrégulières, présentant un aspect granuleux particulier, masquées et entourées de toutes parts par du tissu fibreux; granulations moléculaires abondantes répandues dans l'intérieur de la substance nerveuse et dans le névrilème. Dans aucun point, il n'a été possible de rencontrer des globules de pus.

Pour mieux apprécier la valeur des changements que subissait la papille du sujet de cette observation, j'ai toujours fait l'examen comparatif des deux yeux : l'œil sain me servait de point de comparaison dans l'étude des altérations de la papille comprimée et atrophiée.

Tout récemment encore, j'ai observé une atrophie de la papille de l'œil gauche; celle-ci était beaucoup plus petite que la droite, d'un aspect blanc nacré; les vaisseaux papillaires n'existaient plus; les vaisseaux rétiniens étaient amincis : la papille de l'œil droit présentait la même lésion, mais à un degré moins avancé. Vingt jours après ce premier examen, elle avait subi une diminution considérable, et le malade, qui d'abord voyait assez bien pour se conduire, ne peut plus distinguer les traits des personnes qui viennent le voir; les papilles ont conservé leur forme ronde. Il y a dix-huit mois, le malade ressentit dans le cerveau une douleur lancinante, à la suite de laquelle la vue de l'œil gauche se troubla, puis diminua de plus en plus : il y a six mois, l'œil droit commença à présenter les mêmes phénomènes.

Dans d'autres formes d'atrophie de la papille, on voit sur les bords de celle-ci des échancrures, des dentelures.

Quelle que soit la forme de la papille, quel que soit l'état des vaisseaux rétiniens, qui sont presque toujours amincis, et peuvent dans les vieilles amauroses être tout à fait atrophiés et se montrer sous forme de lignes blanches, on trouvera toujours la coloration blanche et nacrée de la papille; les vaisseaux papillaires n'existeront plus, et le cercle moyen aura une couleur plus foncée qu'à l'état normal; cette teinte foncée est due à la pâleur du cercle externe et de l'interne : enfin la papille réfléchira plus fortement la lumière. Ces modifications dépendent d'altérations diverses des parties constituantes du nerf optique.

Voici l'examen anatomique d'un cas d'amaurose avec atrophie du nerf optique, fait par Müller.

L'un des yeux fut examiné peu de temps après la mort, sans avoir été macéré; la rétine avait conservé sa transparence, et l'on pouvait encore distinguer les diverses couches qui la composent. Il fut impossible de découvrir des fibres nerveuses dans la rétine; elles étaient remplacées par un tissu fibro-granuleux, renfermant des corps analogues à des noyaux : le nerf optique était sensiblement atrophié jusqu'au chiasma. La substance nerveuse était remplacée par du tissu fibreux et des noyaux; les autres parties de l'œil paraissaient être à l'état normal.

Le second œil fut examiné plus tard, après avoir été durci par macération. Une coupe verticale de la rétine démontra l'existence des deux premières couches de cette membrane, comme dans l'autre œil; les fibres nerveuses de la couche fibrillaire remplacées par un tissu d'apparence fibreuse; la couche de cellules ganglionnaires avait presque entièrement disparu. Il existait quelques débris de cette dernière couche à l'endroit de la tache jaune, mais la structure en était fort altérée. La substance nerveuse manquait totalement au point d'épanouissement du nerf optique, et la papille optique était remplacée par une fossette dont le fond descendait au niveau de la choroïde. Les vaisseaux existaient dans les deux yeux, ne présentant rien d'anormal, excepté quelques saillies dans le voisinage du point d'épanouissement du nerf optique. L'examen ophthalmoscopique pendant la vie avait montré la papille optique remplacée par une tache blanche réfléchissant fortement la lumière. (*Annales d'oculistique*, 1858.)

D'après cet examen, on voit que la rétine a subi les mêmes altérations que la papille optique; l'état filiforme des vaisseaux, l'oblitération ou l'absence de quelques-uns d'entre eux, indiquent sur le vivant l'atrophie de la rétine.

Cette affection est toujours très-grave. Si l'on interroge avec soin le malade sur ses antécédents, on pourra arriver à en reconnaître la cause, et dès le début instituer un traitement propre à combattre celle-ci; mais le succès, même dans les degrés les moins avancés et dans les conditions les moins défavorables, est toujours plus que problématique.

Telles sont les altérations que l'ophthalmoscope fait découvrir dans la rétine et la papille du nerf optique; nous les avons décrites telles que cet instrument nous les a montrées.

En parlant de ces différentes affections, nous avons insisté sur les lésions anatomiques, sans toutefois négliger les symptômes : ceux-ci, en réalité, n'ont pas une bien grande importance, puisque plusieurs maladies oculaires se traduisent par les mêmes signes extérieurs.

Plusieurs chirurgiens éminents ont observé les altérations qui nous ont occupé, et ont contrôlé par des recherches microscopiques le diagnostic de l'ophthalmocope. Dans ces cas, les affections prennent une place assurée dans le cadre nosologique, et dès leur début elles sont reconnues par le chirurgien, qui en suit la marche et en prévoit la terminaison à peu près avec certitude.

Mais que de fois l'appareil d'Helmholtz est impuissant à indiquer la nature des lésions qu'il fait voir : la faute en est à la pénurie d'examens microscopiques. C'est par le contrôle de ces derniers que l'ophthalmoscopie s'élèvera au rang qu'elle doit occuper dans la pathologie oculaire; les rapides progrès qu'elle a faits depuis peu d'années justifient cette opinion et donnent bon espoir pour l'avenir.

Il est cependant certaines amblyopies devant l'explication desquelles l'examen ophthalmoscopique est complétement impuissant.

Ainsi nous avons rencontré chez M. Sichel une demoiselle de 19 ans qui avait subitement perdu la vue; un enfant de 2 à 3 ans, qu'elle tenait sur le bras, la frappa de l'ongle dans l'angle externe de l'œil : elle éprouva une légère douleur et s'aperçut tout à coup que la vue était abolie du côté droit ; l'ophthalmoscope montra les parties profondes de l'œil tout à fait normales. Il n'est pas possible d'attribuer cette cécité soudaine à une contusion si légère. Doit-on supposer, avec les savants auteurs du *Compendium de chirurgie*, qu'on a eu affaire à une commotion de la rétine ? Nous aimons mieux confesser notre ignorance.

L'observation suivante n'est pas moins intéressante :

Une femme de 24 ans entre à l'Hôtel-Dieu dans le service de M. Laugier, alors remplacé par M. Foucher, agrégé de la Faculté, Cette femme était complétement aveugle. A quatre reprises différentes, elle avait déjà été frappée d'une cécité qui avait duré chaque fois, si la mémoire ne me fait défaut, de quatre à six mois : rien d'anormal ne se montrait dans les yeux à l'examen extérieur. J'interrogeai les phosphènes : ils manquèrent dans l'œil gauche ; dans l'œil droit, duquel la malade pouvait distinguer le jour de la nuit, le phosphène temporal parut seul et avait une coloration verdâtre. L'ophthalmoscope fit voir à M. Foucher une légère hyperémie de la papille et de la rétine ; cette légère hyperémie ne peut évidemment pas expliquer un trouble aussi profond de la vision. Tous les traitements furent essayés inutilement : antiphlogistiques, dérivatifs, toniques, etc. ; un beau matin, la vue reparut.

Nous pourrions multiplier les exemples de ce genre ; ce serait allonger inutilement ce travail déjà long.

Nous terminerons en reconnaissant les nombreuses lacunes qui existent dans cette description ; les progrès de la science, nous l'espérons, les rempliront bientôt.

EXPLICATION DES FIGURES.

Fig. 1. Rétine et papille physiologiques.

1, papille et ses trois cercles concentriques; 2, 2, artère centrale et ses bifurcations; 3, 3, veine centrale et ses bifurcations.

Fig. 2. Hyperémie de la rétine et de la papille.

1, 1, 1, vaisseaux hyperémiques cachant la papille et la partie voisine de la rétine.

Fig. 3. Apoplexie de la rétine, dans la région de la *macula lutea.*

1, 1, 1, veine centrale et ses bifurcations; 2, 2, artère centrale et ses bifurcations; 3, petites branches artérielles se rendant au bord de la tache; 4, petits vaisseaux de nouvelle formation, partant des bords de cette tache; 5, caillot sanguin d'un noir très-foncé; 6, caillot sanguin très-rouge; 7, tache blanche exsudative; 8, ramifications veineuses aboutissant à l'extrémité interne de la tache exsudative.

Fig. 4. Exsudat rétinien.

1, exsudat couvrant une large portion de la rétine et de la papille; 2, portion de la papille légèrement bleuâtre; 3, hémorrhagie de la papille.

Fig. 5. Amblyopie albuminurique.

1, 1, 1, œdèmes rétiniens; 2, 2, ecchymoses sanguines d'un rouge vif.

Fig. 6. Amblyopie albuminurique.

1, taches graisseuses; 2, taches œdémateuses; 3, macération de pigment choroïdien, et vaisseau rétinien passant par-dessus; 4, veine; 5, artère.

Fig. 7. Rétinite pigmentaire.

1, 1, 1, plaques blanches dues à la disparition du pigment : les points noirs au milieu de ces plaques sont produits par du pigment qui n'a pas disparu; 2, macération de pigment; 3, 3, 3, taches pigmentaires; 4, veine; 5, artère.

Fig. 8. Altérations multiples du globe de l'œil.

1, sclérotique; 2, disparition partielle de pigment choroïdien; 3, décollement de la choroïde; 4, 4, choroïde; 5, 5, lymphe toute fraîche; 6, 6, liquide jaunâtre occupant l'espace rempli autrefois par le corps vitré, et l'espace situé derrière la rétine décollée; 7, trou dans la rétine, par lequel se fait cette communication; 8, 8, plaques osseuses; 9, nerf optique; 10, cornée peu transparente; 11, chambre antérieure rétrécie; 12, iris; 13, lymphe mêlée de taches pigmentaires dans la chambre postérieure; 14, cristallin opaque; 15, cellules pigmentaires interposées dans l'épaisseur de la rétine décollée.

Les figures 1, 2, 3, 5, 6, ont été dessinées d'après nature, et avec la plus scrupuleuse exactitude, par M. Lima, que je prie de recevoir mes bien sincères remercîments.

Les figures 1 et 3 ont été faites d'après l'examen à l'ophthalmoscope de M. Follin; pour les autres, on s'est servi de l'ophthalmoscope à la main.

La figure 4 m'a été communiquée par M. Follin, et la figure 7 par M. le Dr J. Homberg, qui l'a dessinée à la clinique de M. de Graefe.

La figure 8 a été dessinée *grosso modo* par M. de Lostalot, sur une esquisse qui m'a été donnée, à Londres, par M. le Dr Bader.

Explication de la planche III, représentant l'appareil de M. Follin.

A. Corps de l'appareil, formé de deux tubes de cuivre, noircis à l'intérieur et mobiles l'un sur l'autre.

ff, crémaillère à l'aide de laquelle s'exécute ce mouvement.

A l'une des extrémités du corps de l'appareil, est une lentille biconvexe, *b*, mobile suivant l'axe vertical; à l'autre extrémité, un miroir, *g*, en verre étamé partout, excepté à son centre: ce miroir est mobile sur l'axe vertical. Tout le corps de l'appareil peut tourner sur une tige verticale. Cette tige, fixée sur une table, *i*, à l'aide d'une pince à vis, *y*, est formée d'un tube renfermant une tige mobile à l'aide de la crémaillère, *gg*, sur laquelle agissent les boutons tournants, *hh*.

ll est une tige horizontale fixée à la précédente; *nn*, une tige verticale surmontée d'une plaque circulaire destinée à soutenir le menton du malade: à l'aide d'une crémaillère, on élève et on abaisse à volonté cette plaque circulaire; le bouton *m*, agissant sur une autre crémaillère *ll*, éloigne ou rapproche la tige supportant le menton.

La boule *e*, fixée à une tige articulée et coudée, permet d'imprimer au regard du malade n'importe quelle direction.

En *d* est une chambre claire; l'image de la rétine observée vient frapper l'hypothénuse du prisme, et l'œil de l'observateur, placé en *o*, aperçoit l'image en *x*, et on peut la dessiner avec exactitude.

Pl. I

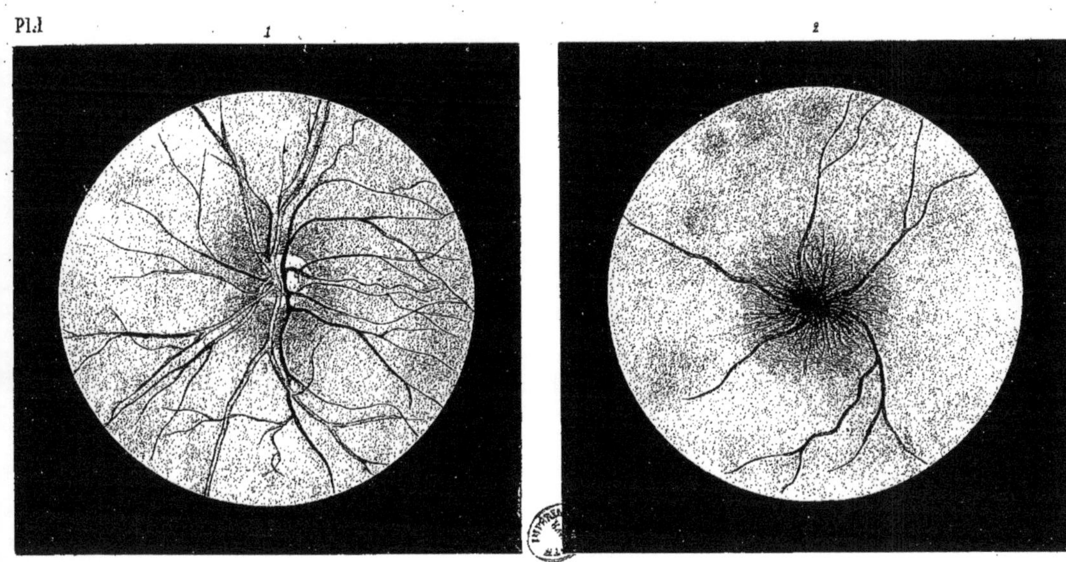

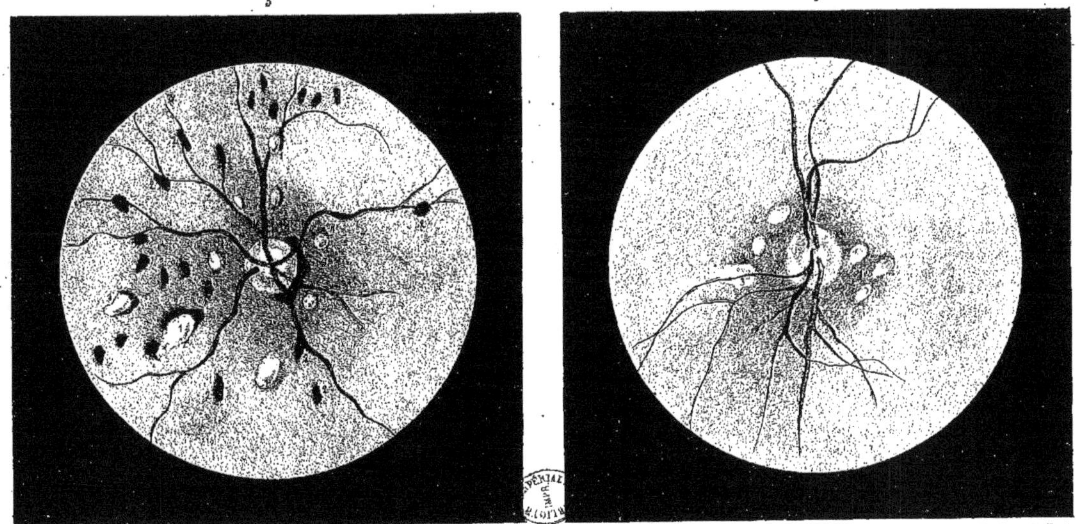

A de Loustalot del.

Imp. Lemercier Paris

Pl. 2

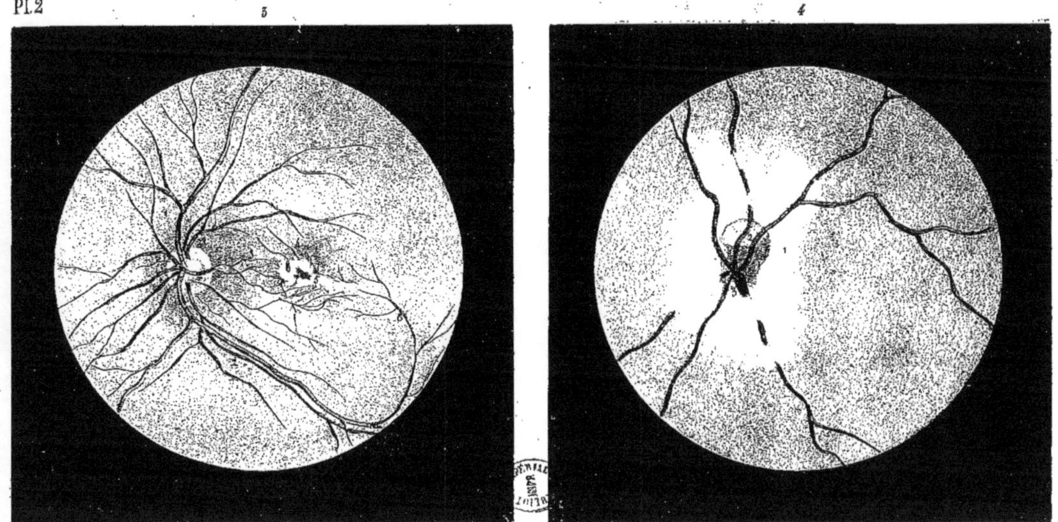

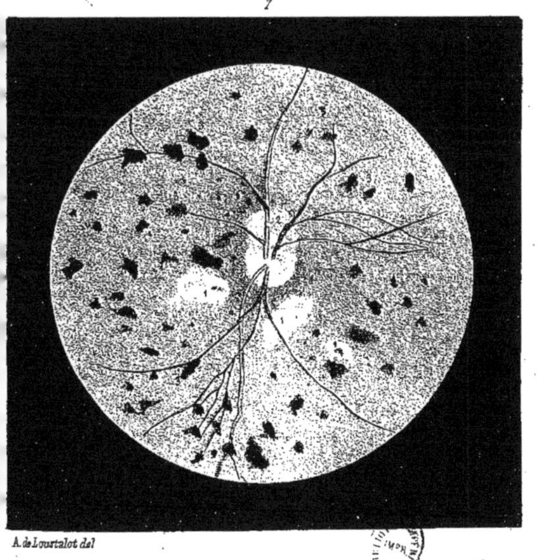

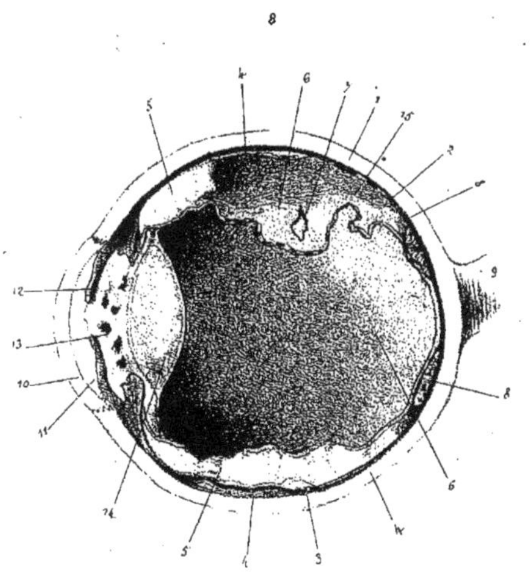

A. de Loustalot del.

Imp. Lemercier Paris

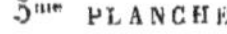
5me PLANCHE

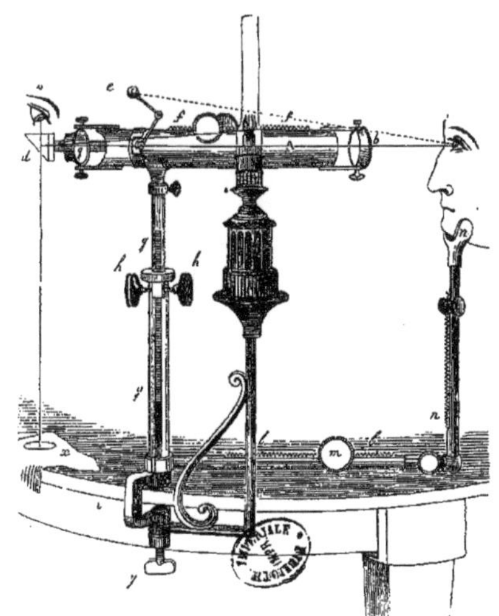

www.ingramcontent.com/pod-product-compliance
Ingram Content Group UK Ltd.
Pitfield, Milton Keynes, MK11 3LW, UK
UKHW020955230726
13923UKWH00007B/407

9 782019 296230